U0250365

城市血吸虫病
传播风险防控新技术

主 编 李 刚 谭晓东
副主编 龚 洁 徐明星

编 委（按姓氏笔画排序）

武汉大学健康学院：
王琪如 司光林 冉 俐 龙荪瀚 邬闻文 刘翔翔 张玉鹏 张亚南
张雨亭 张凯宇 陈叙宇 吴 倩 李梦盈 陈 琦 张雅琳 张静宜
黄雨薇 谢 玉 谢耀飞
武汉市疾病预防控制中心：
王 浩 左玉婷 张佳京 李 洋 罗华堂 熊月琳
武汉市江夏区血吸虫病防治所
余 芳 汪殿军 曹毅军 韩乐成
武汉市武昌区疾病预防控制中心
张玉斌 谌亲华 薛伟雁
武汉市汉阳区疾病预防控制中心
汪 欢 辛艳芳 林 萍
武汉市青山区疾病预防控制中心
裴红兵
武汉市江岸区疾病预防控制中心
朱慈华 胡艳芳 彭 峥
武汉市黄陂区血吸虫病防治所
吴国华 夏素鹏
武汉市蔡甸区血吸虫病防治所
尹其波 徐久泉 韩永斌
武汉市汉南区血吸虫病预防控制所
赵玉众
武汉市洪山区疾病预防控制中心
邓志勇 张 怡 李新跃 徐丹丹
武汉市新洲区血吸虫病专科医院
余红先 林火东 金先灵 韩 林

学术秘书： 谢耀飞（武汉大学健康学院）
左玉婷（武汉市疾病预防控制中心）

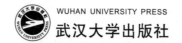

WUHAN UNIVERSITY PRESS
武汉大学出版社

图书在版编目（CIP）数据

城市血吸虫病传播风险防控新技术/李刚,谭晓东主编.—武汉:武汉大学出版社,2020.9
ISBN 978-7-307-21502-3

Ⅰ.城… Ⅱ.①李… ②谭… Ⅲ.血吸虫病—防治 Ⅳ.R532.21

中国版本图书馆 CIP 数据核字(2020)第 078453 号

责任编辑:胡 艳   责任校对:李孟潇   版式设计:韩闻锦

出版发行:武汉大学出版社   (430072   武昌   珞珈山)
       (电子邮箱:cbs22@whu.edu.cn 网址:www.wdp.com.cn)
印刷:武汉中远印务有限公司
开本:787×1092   1/16   印张:12.5   字数:281 千字   插页:2
版次:2020 年 9 月第 1 版   2020 年 9 月第 1 次印刷
ISBN 978-7-307-21502-3   定价:80.00 元

前　言

　　血吸虫病流行于我国长江流域及其以南的湖北、湖南、江西、安徽、江苏、浙江、云南、四川、福建、广东、广西和上海等 12 个省（市、自治区），是严重危害人民健康和生命安全、影响经济发展和社会稳定的重大传染病。血吸虫病流行与环境和人的行为密切相关，因为城市与农村不仅自然环境有别，而且人的行为模式也存在差异。与传统的广义上的血吸虫病相比较，城市血吸虫病有其独特的流行特点：一是人口密集、流动频繁，主要体现在有螺地带位于人口稠密区，且人口流动频繁，精准防治难度大；二是有螺环境复杂，钉螺消灭难度大。

　　随着城市化的快速发展，流动人口数量不断增加，城市血吸虫病已经成为市民关注的重大公共卫生问题。20 世纪 80 年代以来，由于农村剩余劳动力涌向城市以及洪涝灾害等社会与自然因素综合作用，导致城市血吸虫病疫情回升或扩散。在长江沿线的岳阳、武汉、芜湖、南京等城市均出现过血吸虫病暴发流行；在湖南省历史上均未发现钉螺的常德市、长沙市和株洲市分别在 1996 年、1997 年、1998 年发现了钉螺；1999—2002 年，在江苏省镇江、扬州，以及安徽省安庆、铜陵等中小城市相继发现了感染性钉螺和新发病例；2017 年，南昌市发生一起血吸虫病突发疫情。

　　武汉市地处长江中游，汉江、长江在此交汇，湖泊众多、水系丰富、雨量充沛、气候温暖、滩地面积广阔，非常适宜钉螺孳生繁殖，是典型的湖沼型血吸虫病流行区；武汉市素有"九省通衢"之称，水、陆、空交通极为便利，人口流动量大，人员往来频繁，增加了血防工作防控的难度。多年以来，通过全市血防工作人员共同不懈的艰苦努力，武汉市血防工作取得了显著成效，2018 年全市达到了血吸虫病传播阻断标准，其中青山区、汉阳区、武昌区、新洲区、武汉开发区达到了消除标准。

　　为了完成《"健康中国 2030"规划纲要》中的"到 2030 年全国所有流行县达到消除血吸虫病标准"，城市血防工作要根据新时期健康中国的需求，转变观念、调整思路，建立血防可持续发展工作机制，早日实现消除血吸虫病目标。

　　本书全面、系统地回顾了城市血吸虫病防治研究热点与研究困境，总结了具有武汉特色的血防工作的成功经验，对城市血吸虫病防控新技术进行了理论探索与案例分析，达到了理论与实践的统一。本书将汇集这些经验方法，旨在方便同道了解武汉市血防工作，展示武汉血防人员积极从事科研创新的能力与精神，同时也可为我国其他城市血防工作提供可借鉴的经验。

　　全书共分十三章，第一章至第五章主要介绍城市血吸虫病防控概述、钉螺空间定位技术、空间靶向灭螺技术、城市江滩有螺环境工程改造技术及城市血吸虫病传播风险评估技术；第六章至第九章总结了城市涉水活动、新城区规划与建设、大型集会及江湖联通工程中的血吸虫病传播风险防控经验；第十章至第十二章介绍了水域岛屿、城市洪涝灾害后及重点环境的血吸虫病传播风险防控经验方法；第十三章总结了武汉市新洲区作为血吸虫病消除达标地区，在消除达标后对血防健康教育方面进行的探索与实践经验。本书注重现场实践与理论、案例与文献相结合，总结了具有武汉特色的城市血防工作经验，可供疾病控制、卫生管理、大众媒体参考。

衷心感谢各位编委的辛勤工作，感谢两位学术秘书具体组织工作，正是由于各位的共同努力，才使得本书的编写顺利完成。

鉴于编写时间紧迫、编者能力有限，本书难免存在不足之处和值得商榷的地方，尚祈读者和专家斧正。

李　刚　谭晓东

2019 年 12 月

目　　录

第一章　城市血吸虫病防控概述

第一节　城市血吸虫病特征与流行特点

随着城市化的不断发展，农村人口迁徙至城市地区，同时将血吸虫病传播到城市地区，导致城市血吸虫病感染发病增多，尤其是在热带、亚热带地区，血吸虫病感染发病已成为严重的公共卫生问题。本节通过概述城市血吸虫病在人群、地区、时间上的分布情况，介绍城市血吸虫病发生的规律及流行趋势。

一、概述

血吸虫病是由于人或牛、羊、猪等哺乳动物感染了血吸虫而引起的一种具有传染性、地方性的自然疫源性人畜兽共患寄生虫病。据世界卫生组织报告，血吸虫病流行于76个国家和地区，有6亿人口面临血吸虫病的威胁，感染血吸虫病人群达2亿，严重威胁着这些国家和地区人民的身体健康。

血吸虫的生活史需要在有水环境中完成，因此血吸虫病也是一种水源性寄生虫病。人群，通常是农村人口，在从事日常农业、家务、职业和娱乐活动时，常因接触到受血吸虫尾蚴侵染的淡水而发生感染。但是随着城市化的发展，农村人口移徙至城市地区，使血吸虫病传播到新的地区，加上城市人口规模的不断扩大以及对水、电的需求不断增加，直接或间接地助长了城市血吸虫病的传播。尤其是在一些热带和亚热带地区，城市血吸虫病感染发病逐渐演变为严重的公共卫生问题。

在中国，随着城镇化进程加快，农村人口不断流入城市，导致大量流动人口的出现。流动人口对城市的经济建设发挥了不可替代的作用，但血吸虫病也可能随之进入城市。近年来，农村地区的血吸虫病疫情逐步下降，但城市血吸虫病防治问题日益突出，陆续发现了新的流行区。因此，城市血吸虫病的防治已俨然成为政府关注的焦点。

二、特征

人类血吸虫病一般是由于感染曼氏血吸虫、日本血吸虫、埃及血吸虫、间插血吸虫、马来血吸虫和湄公血吸虫中的一种而引起的。但无论是感染哪种幼虫引起的血吸虫病，都有以下共同特征：①传播环节多；②危险因素复杂；③易感季节明显；④高危人群较为集中；⑤感染方式与当地居民的生活方式密切相关等。与农村血吸虫病不同的是，城市血吸虫病传播主要与野钓、野游、洪涝灾害、流动人口、牲畜交易等因素有关，农村血吸虫病主要是与农业、渔业的生产、加工等因素有关；城市血吸虫病易感季节主要集中在 6—8 月，农村血吸虫病的感染季节一般集中在 4—10 月；城市血吸虫病的高危人群是学生，农村血吸虫病的高危人群是农民；另外，城市血吸虫病的感染方式主要是非生产性接触疫水，农村地区则主要是生产性接触疫水为主。

与农村血吸虫病相比，除以上提及的传播途径、易感季节与易感人群不同外，城市血吸虫病还有着自身的特殊性，具体体现在如下方面：

（一）受影响人群多，社会危害性大

随着改革开放和城市经济建设的不断发展，城市流动人口不断增加，其中不乏来自疫区的务工人员。这些来自疫区的剩余劳动力在城市务工期间，还不时地回到原居住地探亲或务农，增加了感染血吸虫病的机会。同时，一些慢性血吸虫病常常没有明显的症状和体征，不易被人们所重视，因而往往得不到及时的救治。当这些传染源进入到城市，在城市尚有残留钉螺分布的情况下，既有可能出现血吸虫病在城市的流行或再流行。例如，武汉市黄陂区、杨家园街道，历史上无螺无病，1987 年该地区首次发现钉螺孳生，之后钉螺密度逐年升高，再加上外来流动人口将血吸虫病传染源带入，1989年发生急性血吸虫病暴发，共报告急性血吸虫病病例 1604 例，居民粪检阳性率高达16.02%。又如 1994 年，安徽省芜湖市区发生急性血吸虫病爆发流行，发现急性血吸虫病 523 例。

（二）误诊率高

目前，在已经阻断血吸虫病传播多年的地区以及非流行区，各级医疗机构和医务人员对血吸虫病的诊断意识普遍淡薄，确诊时间一般较长，甚至经常出现误诊和漏诊的情况。加上对境外血吸虫病流行特征及临床症状不了解，缺少诊治经验，境外输入性的血吸虫病病例往往被误诊为其他疾病而未得到及时诊治，导致病程延长，给患者身体和精神带来痛苦。此外，目前对血吸虫病筛查普遍采用血清学方法，抗体阳性者进行病原学检测，这些检测方法的敏感性和特异度不高，也是造成漏诊和误诊的重要原因。

（三）治疗成本高

城市血吸虫病流行主要表现为人群的急性感染发病，城市血吸虫病治疗费用主要有检查费、住院费、误诊费、交通费、药品费、患者工作损失费及家人工作损失费等。据文献报道，血吸虫病患者从发病到康复最长时间为 52 日，最短为 7 日，平均为 25.35日，因患病导致患者工作损失费用占平均费用的 31.81%，患者家人工作损失费用占平均费用的 9.31%。另外，大多数患者来自流动人口，其收入水平普遍偏低，一旦患病，其治疗费用往往超过月收入，血吸虫病患者所在家庭需要承担大部分的医疗费用。由此可见，城市血吸虫病不仅严重影响人们健康，并给患者家庭和社会带来沉重的经济负担。

三、流行病学特点

（一）人群分布

血吸虫病流行与人群基本人口学特征和行为等密切相关，血吸虫病在不同年龄、性别、职业、流动人口、收入、受教育水平等人群中呈现不同分布特征。本节主要从年龄、性别、职业、流动人口四个方面描述城市血吸虫病的人群分布特点。

1. 年龄

目前，我国尚未有关于城市血吸虫病感染率全国性普查，大多数研究来自各个省市不同时间不同范围的小规模调查。大部分调查结果显示，不同年龄阶段血吸虫病感染率各不相同，甚至存在较大差异。例如，1956 年湖南洞庭湖区血吸虫病患者抽样调查结果显示，在被调查居民当中，21—30 岁年龄段人群的血吸虫病感染率最高，1—10 岁年龄段最低。从整体来看，随着年龄的不断增长，其感染率呈现出一条由低到高、再逐渐下降的曲线，其中男女两性感染率曲线趋向一致。另外，李雍龙等[1]学者对武汉市城区血吸虫病的流行情况进行了研究，发现城市血吸虫病的感染高峰年龄组在 7—40 岁，占 86.2%，40 岁以上年龄组人群感染率明显低于农村地区。

血吸虫病感染率在不同年龄段呈现出以上特点，与不同年龄段参与户外活动能力，尤其是生产活动的能力直接相关。在幼年、老年阶段，人的户外活动能力较低，较少参与或不直接参与户外活动或亲水活动，接触疫水概率较小，故感染率低；在少年、中青年阶段，特别是中青年阶段，户外活动能力最强，在有疫水的地方参与生产活动时，接触疫水概率大，故感染率高。因此，做好各个年龄段，特别是中青年段人群的血吸虫病防护工作，加强其宣传教育，对降低血吸虫病的感染率尤为重要。

2. 性别

血吸虫病的感染率高低与感染者的性别存在着密切的联系，不同性别感染率差异较大。1956 年全国血吸虫病研究委员会编辑的《血吸虫病研究资料》显示，男性血吸虫病感染率明显高于女性。其中，在湘北地区血吸虫病感染调查中，7090 名血吸虫病患者中，男性感染者有 6096 人，占 86%，是女性的 6 倍以上。另一项研究中，闻礼永等[2]对 2001—2003 年上海、浙江和深圳市的 37 例城市输入性血吸虫病病例进行分析，发现 37 例病例中，男性占 75.68%，女性占 24.32%，男女之比为 3.1∶1。

血吸虫病感染率的性别差异与社会生产活动中男女劳动分工密切相关。由于男女体力的差异及男主外女主内等传统观念影响，男性从事户外劳动的频度和强度远远高于女性；而且在从事户外活动的过程中，男性亲水活动较多。女性主要从事辅助性劳动和家务，感染的概率相对较小。

---

①　李雍龙，黄四喜，刘书耀，等. 城市血吸虫病流行因素及流行特点 [J]. 中国寄生虫病防治杂志，2000（04）：44-46.

②　闻礼永，蔡黎，张仁利，等. 上海、浙江、深圳城市输入性血吸虫病调查 [J]. 浙江省医学科学院学报，2004，15（1）：9-12.

3. 职业

诸多研究显示，血吸虫病感染率与感染者所从事的职业直接相关，不同职业人群感染率各不相同。一般来说，城市血吸虫病的主要感染对象为工人和学生，而农村地区以农民为主。根据闻礼永等人对 2001—2003 年上海、浙江和深圳市的 37 例城市输入性血吸虫病病例分析结果，37 例病例中，学生、农民、渔民和工人分别占 45.95%（17/37）、35.14%（13/37）、10.81%（4/37）和 8.11%（3/37），以学生感染为主；从感染方式上看，嬉水、农业劳动、渔业劳动、旅游和未知分别占 40.54%、35.14%、18.92%、2.70% 和 2.70%。而在农村地区，渔民、船民、农民、牧民、学生感染率较高。据湖南临湘县调查研究发现，在 1603 名血吸虫病感染者中，农民、牧民、渔民、学生分别占 82.0%、1.8%、1.3% 和 5.8%。

血吸虫感染率呈现出职业差异，主要是因为血吸虫病感染率的高低同人群疫水接触的频繁程度密切相关，接触频繁则感染率高，反之则感染率低。农民、渔民、船民、牧民出于生产生活需要，不得不经常与疫水频繁接触；学生则出于娱乐目的，经常下水游泳而频繁接触疫水。因此，做好渔民、农民、船民、牧民这类感染血吸虫病的高危人群的血吸虫病防护工作，加强对青少年的教育管理，对减少血吸虫病的流行尤为重要。

4. 流动人口

20 世纪 80 年代以来，随着改革开放、市场经济体制建立，人口大流动已成为相当长时期的客观事实。近年来，流动人口对城市的经济建设发挥了不可替代的作用，但血吸虫病也可能随之进入城市。据研究显示，血吸虫病感染者中，有 66.12% 来自血吸虫病流行省。另外，周晓农等[①]对上海市流动人口 2931 人进行调查，血清学检测阳性率为 4.71%；其中来自血吸虫病流行省的流动人口共 1938 人，占 66.12%，血清学检测阳性率为 5.99%，显著高于来自传播阻断省（2.60%）和非流行省份（1.68%）的流动人口。靳艳军等[②]对 2005—2015 年上海市输入性血吸虫病疫情进行分析发现，受 2010 年流动人口大幅度增加 65.69% 的影响，2010 年和 2011 年上海市输入性血吸虫病病例增加。

流动人口是城市血吸虫病暴发流行的高危人群。一方面，来自疫区的流动人口迁入非疫区，由于对所到新环境可能会不适应，同时他们的居住、饮水、饮食条件、卫生防护措施比较差，预防医疗组织不健全，所以这些人极易感染城市血吸虫病；另一方面，疫区居民因患病或者隐形感染而获得了特异性免疫力，而一旦有非疫区居民接触或者迁入，原非疫区居民因其缺乏相应免疫力，可致大面积感染或流行。

---

① 周晓农，蔡黎，张小萍，等. 上海市流动人口对血吸虫病传播的潜在危险性研究 [J]. 中国寄生虫学与寄生虫病杂志，2007（03）：180-184.

② 靳艳军，蔡黎，张耀光，等. 2005—2015 年上海市输入性血吸虫病疫情风险分析 [J]. 中国血吸虫病防治杂志，2017，29（06）：700-703.

（二）时间分布

1. 长期趋势

中国的血吸虫病流行历史可追溯到2000年前。20世纪70年代，在湖北江陵和湖南长沙两地出土的西汉古尸（肝脏、肠道）中查到了血吸虫虫卵，这一发现证实了血吸虫病在中国的流行历史至少在2100年以上。

血吸虫病的广泛流行严重危害当地人们的身体健康，影响社会稳定和经济的发展。中华人民共和国成立后，经过党和政府的不懈努力治理，我国血吸虫病防治工作取得了举世瞩目的成就。改革开放之后，随着经济体制的转型，我国血吸虫病防治工作环境发生了变化，形势严峻。特别是进入21世纪后，由于疫区各省洪涝灾害的频发，导致一些地区血吸虫病疫情出现迅速反弹与回升，钉螺扩散明显，感染性钉螺分布范围不断扩大，感染人数居高不下，人畜感染危险程度增加，部分已控制地区疫情严重回升，新疫情不断增加，并且出现了血吸虫病向城市蔓延的新趋势。

2. 季节性

急性血吸虫感染全年均可发病，但是发病具有明显的季节性。每年1—3月份和11—12月是急性血吸虫病低发季节，4月份发病人数开始上升，6月份达到顶峰，7月份开始逐渐下降。从整体来看，每年4—10月份是急性血吸虫感染的高发季节。

急性血吸虫病明显的季节分布差异是由疫区特定的气候条件、生态环境、水文特征，以及人们生产活动的季节性等各因素相互作用的结果。例如，每年4—10月，长江流域的降水量、水位、气温均适宜钉螺尾蚴的释放，因此这一时期也是发病人数较集中的时期。

3. 汛期

洪水与血吸虫病的流行关系密切，洪涝灾害短期内可促使钉螺蔓延扩散，表现为钉螺面积大幅度增加，而在有螺面积扩增到一定程度后，则以钉螺密度增长为特征。钉螺在汛期可吸附于漂浮物，加速了钉螺的扩散和有螺面积的增加。

（三）地区分布

1. 全球流行区域分布

血吸虫病流行于全球76个国家和地区，有6亿人口受到威胁，严重威胁着这些国家和地区人民的身体健康。目前发现的血吸虫主要有6种：①埃及血吸虫，主要流行于非洲与东地中海地区，大约有54个国家；②曼氏血吸虫，主要流行于非洲与东地中海地区、加勒比海国家与南美，大约有53个国家；③日本血吸虫，主要流行于中国、日本、菲律宾与印度尼西亚；④间插血吸虫病，主要流行于中部非洲10个国家；⑤湄公血吸虫病，主要流行于老挝与柬埔寨；⑥马来血吸虫病，主要流行于马来西亚局部地区。

2. 全国流行区域分布

我国血吸虫病主要是由日本血吸虫引起的，称为日本血吸虫病。中华人民共和国成立初期，日本血吸虫病严重流行于我国长江流域及其以南的江苏、浙江、上海、安徽、江西、湖北、湖南、四川、云南、广西、广东、福建等12个省、市、自治区的372个县、市的5102个乡镇。另外，贵州省查到少数外地迁入病人，台湾省仅存在可感染动物的血吸虫株，而从未发现有能感染人体的血吸虫。①

在诸多血吸虫病流行省、自治区、直辖市中，病人最多的是江苏省（247.7万人），占全国病人总数的21.33%，其次是湖北省（227.5万人），占19.59%，再次是浙江省（203.7万人），占17.54%。四川、安徽、湖南、江西、上海等省、直辖市的病人数也都在50万人以上。经过半个世纪的防治，现有上海、浙江、福建、广东、广西5个省、市、自治区已达到血吸虫流行阻断标准。全国血吸虫病人人数和钉螺分布面积均有大幅度下降，疫情已经减轻。但是，一些地区血吸虫病流行依然十分严重，威胁着当地人们的身体健康。目前，全国血吸虫病流行区域主要分布在湖南、湖北、江西、安徽、江苏湖区5省，以及四川、云南山区2省，共计110个县、1149个乡镇处于血吸虫病流行状态。

3. 重要疫区与疫源地

湖南洞庭湖及其周边地区历来是血吸虫病严重流行的地区。中华人民共和国成立后，该区域血吸虫病疫情一度得到有效控制，并逐渐压缩。近年来，由于各个方面的原因，血吸虫病疫情呈现出不断回升趋势，新疫区不断出现，新的钉螺分布区也不断被发现。如近年来，长沙、株洲等从未发现钉螺的区域发现钉螺，说明湖南城市血吸虫病的防治形势变得相当严峻。

长江流域一直是血吸虫病的重要疫区。万里长江横穿武汉，也将沿江而至的血吸虫病的隐患带到了武汉，长江流域中下游沿线江滩冬陆夏水、水草茂盛、土质肥沃，是钉螺主要孳生地，同时江滩地带具有钉螺分布面积大、钉螺扩散能力强等特点，是发生血吸虫感染的主要疫源地。加上江滩滩面地形复杂、沟壑纵横、灌木芦苇丛生，钉螺孳生环境一直无改变，长江江滩钉螺密度居高不下。虽然血防部门每年投入大量人力、物力进行药物灭螺，但是受滩面地形、植被以及游客的影响，灭螺效果难以保障。

中华人民共和国成立以来，我国血防工作取得了巨大成绩，积累了许多宝贵的防治经验，并初步建立了一套相对有效的防治机制，形成了一系列开展血防工作的方针、政策和策略。但是新形势下，血防工作也面临着越来越多的困难和挑战：一方面，血防经费投入严重不足，血防专业机构和队伍难以适应新形势下防治工作的需要；另一方面，随着城镇化建设的加快，生态环境问题也成为防治血吸虫病的一个巨大挑战，比如三峡工程建设、退田环湖、南水北调等工程的实施，可能导致血吸虫病流行区域迅速扩展。

第二节 城市血吸虫病的控制

我国是日本血吸虫病流行区，该病主要流行于我国南方长江沿岸的江湖洲沼地区及大山区的12个省（市、自治区），给疫区造成巨大的社会问题和经济负担。城市血吸虫是城镇化的必然过程，主要集中在长江中下游的大中城市。

---

① 高淑芬. 世界银行贷款中国血吸虫病控制项目实施指南 [M]. 上海：上海科学技术出版社，1993：75-84.

我国血吸虫病防治工作自 1950 年开展以来，取得了巨大的成就。经过半个多世纪以环境治理、化学灭螺为主要措施的有效防治，特别是实施以吡喹酮为基础的人群化疗措施，我国血吸虫病流行得到了有效的控制。但近年来，在一些历史上无螺区或达到基本消灭标准的地区，血吸虫病疫情出现了反弹，患者人数和钉螺面积均有回升趋势。根据 2008 年的调查数据，我国约有 412927 例血吸虫病患者。

一、我国血吸虫病控制策略

1985 年世界卫生组织血吸虫病专家委员会提出了以疾病控制为目标的防治策略，将防治血吸虫病分为三个阶段：第一阶段是减少重症病人，尤其是急性与晚期病人以及有明显症状的病人；第二阶段是降低感染率和感染度；第三阶段是控制和阻断传播。鉴于我国严峻的血吸虫病流行形势，如何制定出血防可持续的控制策略（sustainable schistosomiasis control），成为血防工作的核心问题。同时期，为促进血吸虫病防控工作，国务院成立了血吸虫病防治工作领导小组。1980—1985 年，我国开展了以化疗为主，以消灭易感地带钉螺为辅的控制血吸虫病策略。许多学者在同期做了大量的现场对策研究工作。

（1）消灭传染源，同时消灭易感地带钉螺的研究试点。安徽省铜陵市董店试点人群血吸虫感染率从试点前的 43.9% 降至 1.5%，湖北省张家池试点由 25.6% 降至 1.3%，湖南省沅江县加禾试点由 69.1% 降至 10 % 左右，湖北省汉阳县的沿河、应城县的王台试点均由 60 % 降至 10% 以下。

（2）采用大面积灭螺和消灭传染源防治对策的试点。安徽省贵池试点人群感染率从试点前的 13.4% 降至 2.3 %，江西省进贤县新和试点由 11.7 % 降至 0.08 %。

（3）采用扩大化疗覆盖面消灭传染源试点。江西省进贤县丰富了试点人群，感染率从试点前的 15.6 % 降至 0.93 %；儿童、耕牛的感染率及外滩钉螺的感染率均降至 0。

（4）大山区采用消灭传染源并对重点地区灭螺试点。四川省节崃县桂山试点居民粪检阳性率由 1981 年的 17.4% 下降至 1984 年的 3.0%，牛粪检阳性率 18.3% 降至 0；云南省永胜县总管田试点居民粪检阳性率 1980 年为 62.2%，1985 年降至 0，新感染也由 17.3 % 降至 0。

（5）传染源与钉螺控制并重的防治对策。江苏省金湖县在血吸虫病监测与消除阶段（1998—2017 年）后期，实施了传染源控制和钉螺控制并重的防治策略。其间共开展血清学查病 75215 人次，查出血清学阳性 803 例，阳性率为 1.07%；粪检查病 13213 人次，查出粪检阳性病人 1 例（在外地打渔作业时感染）。共治疗和扩大化疗 752 人次。累计开展查螺 39364.21 万平方米，新发现有螺面积 28.18 万平方米，共实施环境改造灭螺 37.96 万平方米，药物灭螺面积 322.63 万平方米。金湖县在 2017 年已达到消除标准。

2004 年，国家将血吸虫病列为乙类传染病，并与艾滋病、结核、肝炎一起被列为我国 4 种重大传染病。党和政府对血吸虫病防治工作十分关注，2004 年 5 月胡锦涛总书记亲自为在湖南岳阳召开的全国血吸虫病防治工作会议上做出了重要指示。

同时，为进一步加快血防工作进程，国家9个部委联合下发《全国预防控制血吸虫病中长期规划纲要（2004—2015年）》，其中确定了21世纪我国血吸虫病防治中长期目标，即分两步走：到2008年，平原和山区型流行区达到血吸虫病传播控制标准，湖沼型流行区达到血吸虫病疫情控制标准；到2015年，平原和山区型流行区达到血吸虫病传播阻断标准，湖沼型流行区达到血吸虫病传播控制标准。为实现中长期目标，国家卫生主管部门和血防专家根据血吸虫病流行病学特点、我国几十年的防治工作经验和社会经济发展的要求，提出了"预防为主、科学防治、突出重点、分类指导"的方针，以及传染源控制为主的综合防治策略。随着血吸虫病防治工作的深入，我国血吸虫病流行状况也发生了较大变化。国家先后对血吸虫病控制和消灭标准做了6次修订，现行标准为2006年颁布的《血吸虫病控制和消灭标准》（GB15976—2006），该标准对血吸虫病疫情控制、血吸虫病传播控制、血吸虫病传播阻断和血吸虫病疫情消灭标准分别做了具体阐述。现行标准在促进血防工作、巩固防治成果等方面起到了积极推动作用。

湖北省地处长江中游，湖泊众多、沟渠纵横，位于湖区血吸虫病流行省份的上游，是我国血吸虫病流行较为严重的省份之一。全省血吸虫病疫区分布在63个疫区县（市、区）、519个乡镇、5408个行政村，疫区人口达980多万人。据2008年血吸虫病疫情通报，全省血吸虫病病人17.88万人、病牛5555头，分别占全国的43.29%和55.62%。钉螺面积77400.57万平方米，垸内钉螺面积19487.46万平方米，分别占全国的20.79%和92.54%。湖北省病人数、病牛数以及垸内钉螺面积均居全国流行省之首。

2005年，根据新时期国家血防工作策略和总体要求，为实现国家中长期规划目标，湖北省根据实际情况制定了《湖北省预防控制血吸虫病中长期规划纲要（2005—2015年）》，在全省血吸虫病流行区实施传染源控制为主的综合防治措2008年，湖北省以行政村为单位居民、家畜血吸感染率均降到了5%以下，达到了血吸虫病疫情控制标准。全省血吸虫病流行县（市、区）中，达到传播阻断标准有21个，达到传播控制标准有19个，达到疫情控制标准有23个。至此，湖北省实现了血吸虫病疫情控制标准这一中期目标。为进一步实现我国血吸虫病防治长期规划目标，针对全省的疫情实际和特殊的血防地位，2007年9月，前卫生部陈竺部长在与时任湖北省省长罗清泉、常务副省长周坚卫等领导会谈时，提出在湖北实行省部联合防治血吸虫病。为了贯彻落实党中央、国务院以及卫生部和湖北省委、省政府领导同志的批示，实现全国预防控制血吸虫病中长期规划纲要确定的目标和2018年基本阻断血吸虫病传播的要求，由湖北省卫生厅牵头，卫生部、农业部参与，组织相关专家和专业人员，制定了《联合防治血吸虫病行动方案（2009—2013年）》（以下简称"省部联动方案"）。方案中确定了2013年年底全省要达到血吸虫病传播控制标准，提前2年实现全国血防2015年长期规划目标。该方案为加大湖北省血防投入力度，促成湖北血防的历史性突破奠定了新基础。省部联动方案重点选择33个县（市、区）作为省部联合防治血吸虫病的项目县（市、区）（以下简称"项目县"），主要策略有三个方面，即：对 2008 年未达到传播控制标准的 23 个项目县，主要采取以控制传染源为主的防治措施，实施人畜同步查治病和扩大化疗、易感地带灭螺、家畜圈养舍饲、以机代牛、封洲禁牧、建三格式无害化厕所、一建三改、水禽养殖、易感环境改造、晚血救治、健康教育及机构能力体系建设等相关措施，并结合农业、水利、林业、国土、交通等血防项目实施综合治理，于 2013 年实现传播控制目标；对沿汉北河流域分布、原达到传播控制标准但疫情不稳定的 6 个项目县，主要采取以控制传染源和易感环境灭螺为主的防治措施，并结合农业、水利、林业、交通血防综合治理项目，对有螺环境进行改造，力争于 2013 年达到传播阻断目标。对原达到传播阻断标准但出现垸内疫情回升的 4 个项目县，主要采取有螺地带工程灭螺和疫情监测措施，并结合农业、水利、林业、交通血防综合治理项目，对有螺环境进行改造，于 2013 年重新达到传播阻断目标。此外，结合《湖北省 2009—2013 年血吸虫病综合治理规划》，对重点流域进行治理、土地整理、兴林抑螺，改造钉螺孳生环境，减少人畜感染机会。湖北省达到血吸虫病疫情控制标准后，以省部联合防治血吸虫病为契机，继续在全省疫区实施以控制传染源为主的综合防治策略。为综合评价湖北省以控制传染源为主综合防治措施的实施效果，本书主要对湖北省达到疫情控制标准后血吸虫病流行情况以及钉螺分布影响因素进行综合评价，并对血吸虫病流行趋势进行预测分析，以期为新时期湖沼型流行区制定血吸虫病防治策略提供理论指导和科学依据。

二、我国血吸虫病控制历程

中华人民共和国成立以来，由于受各阶段社会经济发展水平和对血吸虫病的认识等方面的制约，血防策略及相应工作重点在不同的防治阶段有着不同特点，且随着社会发展、血防形势等变化发生着深刻转变。回顾我国血吸虫病防治历程，大致可以分为四个阶段：

第一阶段：20 世纪 50 年代，全国进行了大规模调查摸底和积极抢治病人。主要以单一的防治措施为主，如治疗患者、病畜，进行灭螺、粪管工作等。

第二阶段：20 世纪 60—70 年代，开展以控制钉螺为主的综合措施。主要包括：开展大范围、大规模的以水利和农田基本建设为主的灭螺项目，以及大面积的药物灭螺。同时，辅以安全供水、粪便管理、个人防护和宣传教育。

第三阶段：20 世纪 80 年代至 21 世纪初，开展了以化疗为主，消灭易感地带钉螺为辅的控制血吸虫病防治策略。20 世纪 80 年代初期，随着高效低毒的治疗药物吡喹酮的问世、农村经济体制的变革，以及免疫学诊断技术的发展，实施了人、畜同步化疗和易感地带灭螺等一系列综合干预措施。

20 世纪 90 年代，实施了世界银行贷款中国血吸虫病控制项目（简称"世行贷款血防项目"），该项目于 1990 年开始论证，1992 年起实施，历时 10 年。项目总投资 10.879 亿元人民币，其中世纪银行贷款 4.91 亿元人民币。项目覆盖湖北、湖南、江西、江苏、安徽、浙江、云南和四川 8 省的 219 个县。世行贷款血防项目目标是减少发病，防治策略是在高度流行区开展全民化疗，而在中、低度流行区实行选择性化疗。世行贷款血防项目采取以人畜扩大化疗为主，药物灭螺、健康教育和有限的环境改造为辅的防治措施。

第四阶段：21世纪初至今。50多年来，在党中央和各级政府的高度重视下，我国血吸虫病防治工作取得了举世瞩目的成就。但是，进入21世纪，部分已达到传播控制或传播阻断标准的地区出现了疫情回升，加之一些地区发生洪涝灾害，导致钉螺面积进一步增加，疫区范围扩大，血吸虫病疫情出现反弹趋势。同时，全国血吸虫病人数居高不下，高风险地区居民化疗依从性降低，钉螺孳生环境未得到根本改变；此外，全球气候变暖、流动人口增多等诸多复杂原因导致近年来血吸虫病疫情有蔓延扩散的趋势，血吸虫病防治工作面临着十分严峻的形势。

目前我国的城市血吸虫病控制也面临着诸多挑战，如：①工程资金投入量大，血吸虫病防治工作涉及面宽、工作量大，需要投入大量的人力和物力；②城市血吸虫病的防治目标多以休闲公园、观光旅游、湿地公园为主，改造后的重建工作繁重，同时由于改造后的地面绿色植物多，易造成钉螺的繁殖。在今后的防治血防工作中，我们应清醒地认识到城市血吸虫防治工作的长期性、经常性和生物规律性，要经费更充足、组织更紧密，严防钉螺的回升和新螺点的出现。

第三节　城市血吸虫病主要的防控技术

随着城镇化的快速发展，城市血吸虫病控制的重要性也日益凸显，已经控制和阻断传播地区的巩固和监测工作也任重而道远。因此，及时总结城市血吸虫病防控经验，对于城镇城市血吸虫病的防控意义重大。多年来，国内外防治血吸虫病的主要策略是以预防为主，定期精准化查螺。我国的钉螺控制措施主要采用结合农业、水利、林业等项目进行有螺环境改造的综合治理，同时，对无法改造的高危易感环境进行药物灭螺。同时，结合健康教育，加强对钉螺的防范意识，以切断血吸虫生活史的各个环节。以上方法单独应用或联合应用，已大大减少了钉螺的数量和易感人群，有效控制了城市血吸虫病的传播。

一、精准化查螺

从前查螺是主要靠手扒镊取，定位以水位线、地理标志等作为参照物，螺情分布图主要靠手绘笔描，存在定位不够精准、数据误差大、工作效率低等问题。近年来，钉螺分布环境数字化工作逐步实施，通过启用全球定位系统采集地理信息，利用GPS定位仪和智能手机等现代设备，对钉螺监测环境进行定位和拍照，并对沟渠、河道等线状分布的孳生环境，沿起点到终点记录线状地理信息；对水田、塘滩等面状分布的孳生环境，则沿孳生环境周围走一圈，记录环线的地理信息；对各个不同形态的环境则逐一观察和记录，随后利用采集到的关键拐点数据，借助地理信息系统平台，在数字地图上电子绘制面状的钉螺孳生环境，并要求所有测定的经纬度至少保留小数点后六位数，以精确获知完整的地理信息。

现场查螺收集的有关数据和图片，在电脑上用相关专业软件进行处理，然后利用谷歌地球模拟系统建立起钉螺分布环境数据库，生成钉螺分布图，计算出有螺面积，精准监测血吸虫病。同时，对历史有螺环境、现有钉螺环境、可疑钉螺孳生环境进行重点监测，通过前期查阅资料和现场调查，了解钉螺孳生环境基本信息及演变情况，并沿用以往环境分类的方法，对各个环境进行逐一登记，并统一编号。通过钉螺调查，做到一村一图，并对每个调查环境拍摄一张数码照片，通过照片清晰反映环境的概貌，同时详细记录该环境名称、环境长度、各点的经纬度等。新式设备的引入和使用，使查螺工作更加科学化、信息化、规范化。高科技手段监测钉螺，大大提高了监测的效率和准确性，从而为顺利实现消除血吸虫病目标打下坚实基础。

随着我国经济迅速发展，交通便利，人口流动性大，更多农村剩余劳动力向经济发达的城区涌入，外来务工人员、学生流和旅游观光人员大量增加。部分来自血吸虫病流行区的劳动力经常来往于城市之间，为血吸虫病的传播创造了条件。因此，常态监测也是血吸虫病预防与控制工作中不容忽视的重要手段之一，且在达到血吸虫病传播控制和阻断标准的监测地区表现得更为重要。

二、药物灭螺

现阶段，药物灭螺依然是主要的灭螺方法，是控制血吸虫病传播的有效手段，其优点是省时、省力、见效快、可以重复使用。它是利用有毒的化学药物或有一定毒性的植物来杀灭钉螺，以降低钉螺特别是感染性钉螺的密度，达到降低人群血吸虫病感染率的目的。药物灭螺机制主要包括：

（1）通过影响钉螺体内乙酰胆碱酯酶、一氧化氮合酶等调控神经信号转导和传递的关键酶活性，进而使得钉螺的神经系统功能失调而致死。

（2）通过影响琥珀酸脱氢酶、乳酸脱氢酶等与糖代谢和能量供应过程相关的酶活性，使钉螺体内能量代谢途径发生紊乱，最终造成钉螺死亡。

（3）通过影响转氨酶、磷酸酶、酯酶同工酶等与肝脏解毒功能相关的酶活性，使肝脏防御系统瘫痪甚至肝脏衰竭，造成钉螺中毒死亡。

在灭螺药物方面，我国学者通过筛选、化学合成和剂型创新，自 1950 年以来先后研发出五氯酚钠、氯硝柳胺、烟酰苯胺、溴乙酰胺、敌百虫和杀虫丁等近 10 种可用于现场灭螺的药物。随着灭螺药物研究的逐步发展，新的问题也浮现出来。迄今为止，对于药物灭螺的研究虽然取得了许多重要进展，但仍有待深入探讨。

三、工程改造

景观工程改造作为美化滨水景观区与灭螺的重要结合点，是钉螺综合治理符合现代化要求的科学趋势。人类的行为活动引起的景观生态变化是引起钉螺密度变化的重要原因之一，结合工程灭螺是标本根治的方法。有工程血防效果监测表明：在湖北、湖南、江西和云南4个血防工程区的钉螺面积和密度、钉螺感染率、人群感染率和家畜感染率等均有明显下降，并且在1991年和1998年的洪灾中，有螺面积也没有增加，仍呈现持续下降趋势。现阶段的城市景观工程的设计，必须符合血吸虫防病的需求，要与防洪防汛、城市绿化等现代化城市功能相结合。以恢复有螺区生态，改造钉螺环境为主导的城市景观改造工程，不仅可以彻底改变钉螺孳生环境，抑制钉螺向内陆扩散，还可以增强生态系统自净能力，同时具备防洪抗灾及城市绿化等功能，使河道同时达到血防控制、水生态保护、景观建造的治理效果，是目前符合现代化需求、可持续发展的改良疫源地的最科学有效的手段，对地区血防成果的巩固具有重要意义。

四、健康教育

健康教育和持续监测对于控制城市血吸虫病有非常好的辅助作用。对潜在易感人群进行有针对性的血吸虫病健康教育，可以尽可能减小疫情发生时对社会带来的损失。20世纪90年代以来，长江中下游地区急性血吸虫感染有很多来源于疫水接触，通过对历史疫情回顾，发现感染人群多为中小学生，这反映出对血吸虫病传播知识的匮乏，因此学校健康教育不容忽视；有调查显示，即使是文化程度较高的人群，血防正确行为形成率也不高，因此在开展血防健康教育的工作中，不仅要加强信息传播，更要强化行为干预，促使人群正确行为的形成。此外，来自疫区的流动人口中的血吸虫病患者在水网地区存在造成血吸虫病传播的潜在危险性，所以对流动人口的健康教育也应加强，尤其要加强城乡结合部重点地区的常态监测，建立有效的健康教育评价机制，从而有利于流行区控制传播和防治成果巩固。具体包括以下几方面：一是重点人群保护，在学校开展血防"四个一"活动；二是重点地域防护。在长江段设立防护哨卡，做到"四有"，即：有人员、有宣传禁示牌、有防护药品、有追踪观察记录；三是重点宣传，如播放电视宣传片，设立禁示牌，宣传车巡回宣传，刷写墙头标语等等。做到家喻户晓，人人明白，提高疫区群众的自我防护能力。

五、健康警示

健康警示是指在血吸虫病易感环境中，采用视频实时监控、信号传输与远程语音提示的新技术、新方法，对于接近易感环境中的人群，在第一时间发出预警、提示。

六、查病治病

世卫组织控制血吸虫病战略的重点是，使用吡喹酮进行定期的和有针对性的治疗，来遏制血吸虫病。定期检查和治疗高危人群中的所有患者。吡喹酮是唯一可用于治疗各种类型血吸虫病的药物。该药高效，安全，且成本低廉。即使在治疗后发生再次感染，如果在儿童期就进行治疗，严重患病的风险就会降低，甚至可得到逆转。最终目标是遏制疾病，对风险人群的定期治疗将治愈轻微病症，并防止受感染的个人发展为严重的晚期慢性病。

第四节　城市血吸虫病的防控趋势

一、城市血吸虫病的流行现状

（一）整体治理成效显著，部分地区螺情回升

我国血吸虫病主要分布于长江流域的江苏、江西、安徽、湖北、湖南 5 省水位难以控制的江湖洲滩地区，以及云南、四川两省环境复杂的山区。经过多年努力，我国上海、浙江、广东、福建、广西 5 省已达到血吸虫病传播阻断标准。据 2005 年统计，全国 435 个流行县中，有 264 个达到血吸虫病传播阻断标准，66 个达到血吸虫病传播控制标准，血吸虫病防治工作取得了举世瞩目的成就。但是，近年来，由于洪涝灾害等原因，造成钉螺大面积回升，原先无钉螺分布的城市地区出现钉螺或有钉螺分布的城市地区出现疫情回升的现象。

（二）由农村引入城市

随着我国社会经济的快速发展，大量务工人员涌入城市，随着旅游业的兴起，来自疫区的流动人员导致城市输入性血吸虫病例时有报告。尤其是在一些疫情控制地区的城市，存在一定数量的钉螺，如果输入性传染源在有螺地区并且缺乏有效的管理措施，则血吸虫病疫情将存在潜在传播的风险。目前城市地区的防控手段较为先进，其疫情的控制较为理想。

（三）工程改造结合特色景区

工程治理是血吸虫病阻断传播的重要方法，在城市血吸虫病治理中非常实用。以武汉江滩为例，工程整治以后，滩面与沟渠形成了不利于钉螺孳生的地理形式，使得其生存环境基本被消除。工程维护是工程改造后重要的一部分，长时间定期的工程维护可以使改造效果得到巩固，彻底破坏钉螺生存环境，消除血吸虫病急性感染。与此同时，结合工程改造，武汉汉口江滩充分发挥其空间结构特点，形成了具备滨江特色的景观格局，包括堤防景观区段、旅游景区段、林荫区段。

（四）以控制钉螺和预防急性感染为主

目前，城市血吸虫病的防控主要是以控制钉螺和预防血吸虫病急性感染为主。武汉市地处长江中下游、江河纵横、湖泊众多、雨量充沛、气候适宜，极适合钉螺孳生繁殖，是长江流域血吸虫病的重疫区。经过 10 多年的血吸虫病防治，武汉市血吸虫病疫情总体呈下降趋势，并处于历史较低水平。急性感染连续 6 年实现零发生，区域内钉螺面积逐步减少，达到了国家血吸虫病疫情控制标准。

二、城市血吸虫病的流行趋势

(一) 水利工程对血吸虫病传播的影响

国家兴建的各种水利工程，在一定程度上改变疫区周围的水环境，减少了血吸虫病的传播途径。尤其是建立堤防、河道的整治工程及饮水渠的建筑与维修，均改变了钉螺的生长环境。同时，对重点易感地区使用药物进行治理，也有效地防止了钉螺的扩散，减少了钉螺分布的面积。

(二) 阻断感染途径对急性血吸虫病的影响

急性血吸虫病的发病率是判断该疫区血吸虫病控制情况的一个重要指标。近年来，我国对血吸虫病进行防治的力度很大，尤其是对急性血吸虫病感染者进行治疗。因此，大部分疫区急性血吸虫病感染的人数呈逐年下降的趋势，同时，因人口流动而产生疫情传播的情况也得到了很大的改善。另外，将输入性急性血吸虫病感染者作为主要的检测目标，也是减少血吸虫病传播途径的有效方法之一。

(三) 对晚期血吸虫病患者进行积极的治疗

衡量血吸虫病防治效果的另一个重要指标就是晚期血吸虫病的发病率。近年来，我国非常重视对慢性血吸虫病的治疗工作，对血吸虫病患者进行早发现、早治疗，这就大大地降低了晚期血吸虫病感染的人数。另外，国家出台了关于减免血吸虫病感染者治疗费用的相关政策，加强了对晚期血吸虫病感染者的控制与管理，也有效地降低了晚期血吸虫病感染者的数量。

三、城市血吸虫病未来防治的重点工作

(一) 传统的控制策略需改善

我国传统的血吸虫防控策略大致经历了以下几个阶段：第一阶段，从中华人民共和国成立初期至20世纪80年代。在这一时期，我国的血防工作以消灭血吸虫病为主要目标，采取了以灭螺为主的综合性防治策略。第二阶段，自20世纪80年代至20世纪末。20世纪80年代以后，高效、低毒治疗药物吡喹酮开始广泛使用，然而以化疗为主的疾病控制策略虽可迅速控制疫情，但难以控制再感染的发生，一旦化疗停止或覆盖面不足，疫情随时都有可能出现回升，无法巩固防治效果。解决这一问题的核心是探索、推行新的防治策略。第三阶段，以传染源控制为主的综合性防治策略。然而，在血吸虫病的传播环节中同时涉及传染源、钉螺以及必要的水体介质，因此在血吸虫防控的过程中需要控制阳性钉螺以及扩大传染源控制，这一措施的实行将改进之前措施的不足之处，使得血吸虫防控工作的成效进一步提升。

(二) 加强居民健康教育

近年来，由于人们对血吸虫病的重视程度较低，增加了疫区血吸虫病防治工作的难度。因此，应加强对疫区居民进行血吸虫病相关知识的教育，以引起疫区居民对血吸虫病防治工作的重视，提高对血吸虫病的防治效果。进行健康教育的方法为：①加强对疫区居民进行血吸虫病相关知识的健康教育，采取多种形式广泛开展血防健教宣传工作；

②结合当地居民的实际生活水平改进和创新健康教育的方式，积极引导群众参与血防工作；③将当地青少年及与水接触频繁的居民作为健康教育的重点对象，把血防知识纳入疫区中小学校的教学内容，以管好人畜粪便为重点，保障学生身体健康。

（三）构建血吸虫防控监测体系

健全的血吸虫防控监测体系应该包括以下几个方面：①建立健全的血吸虫传播风险监测体系；②建立完善血吸虫病监测预警机制；③加强全省血吸虫病防治技术水平和能力建设；④建立血吸虫病综合因素监测和数据综合利用机制；⑤建立血吸虫病监测体系评价指标；⑥定期开展血吸虫病突发疫情应急演练。血吸虫传播风险监测体系的内容应涵盖血吸虫病传染源、湿地钉螺孳生风险等环节。传染源监测应包括：野粪监测、发热病人监测、动物传染源监测和疫水监测。钉螺孳生风险监测应包括：重点环境钉螺监测、钉螺输入监测、漂浮物携带钉螺监测和湿地钉螺孳生风险监测。

（四）加强对流动人群的管理

随着我国改革开放和城市经济建设的不断发展，城市流动人口数量不断增加。来自农村的劳动力在城市务工期间，还不时地回到原居住地探亲或务农，增加了感染血吸虫的机会。因此，要制定流动人口管理办法，依法开展流动人口血吸虫病监测，防止外来传染源的输入和扩散。疫区要利用民工返乡期间积极主动开展血吸虫病的查治工作，及时发现和控制传染源，保护群众身体健康。

（五）加大血防科技攻关力度

由于我国部分血吸虫病疫区的地理环境较为复杂，增加了血吸虫病疫区防治工作的艰巨性。因此，对血吸虫病要坚持综合防治和因地制宜的原则，要依托科技人才优势充分发挥高等学校和科研机构，特别是血防专业机构的作用。整合科研力量，组织多部门跨学科的联合攻关；加大科研投入，力争在血防应用性研究方面取得突破性进展，开发高效、价廉、安全、方便的灭螺治病药物，逐步提高防治水平。

四、城市血吸虫病未来防治的主要困难

（一）城市人群对血吸虫病感知度低

由于血吸虫病早期症状不明显，加上宣传不到位，使一部分人尤其是生活在城市的人群不了解、不重视血吸虫病，很多人是在不知情的情况下接触疫水并感染，且延缓治疗，结果是遗留病人尚未治愈又发生了新病人和新感染者，并形成新的传染源，加重了流行程度。因此，城市血吸虫病防治工作不能忽视。

（二）监测任务重、改造费用高

当前，我国对流动人口血吸虫病监测主要是主动监测和被动监测相结合的模式，主动监测主要由各地疾病预防控制机构实施，针对性较强，但成本高，调查总数有限，不能覆盖全部流动人口。被动监测的主体是各级基层医疗卫生机构，监测覆盖面广，但因其首诊医院多为基层卫生院，对血吸虫病的认识和重视程度不够，且基层卫生人员血防知识水平和诊断水平有限，误诊比例较高。

（三）药物灭螺的环保要求高

目前，我国血吸虫病流行区主要采用各种氯硝柳胺剂型进行药物灭螺，但既往研究已经证实，氯硝柳胺对淡水鱼、虾等水生动物毒性较大，因而在水产养殖区采用氯硝柳胺灭螺，存在较大风险隐患。此外，随着国家及各级政府对湿地保护、生态环境保护的重视，长江沿岸有螺环境开展药物灭螺亦面临巨大挑战。

（四）家畜管控措施不足

目前，牛仍是湖区血吸虫病的主要传染源。实施以传染源控制为主的血吸虫病综合防治策略以来，各地加大"淘汰耕牛""以机代牛"力度，严禁有螺洲滩放牧行为，取得了显著成效。但大规模投入无法持久，湖区家畜传染源管控仍面临责任主体不明、标准不清、措施不足、执行困难的问题。

（五）钉螺反弹可能性大

尽管相关部门协同合作实施了农业产业结构调整、退耕还林、兴林抑螺、沟渠硬化等项目工程，极大改变了钉螺孳生环境。但一些地区的卫生设施效果和使用现状堪忧，杂草丛生，钉螺大量孳生，螺情严重回升。依靠治标措施达标，存在疫情反弹风险。一些血吸虫病流行区大量依靠大量药物控制钉螺达到了血吸虫病传播阻断标准，但血吸虫病传播流行的自然和社会因素依然存在，存在血吸虫病疫情死灰复燃的风险。以湖北武汉为例，长江边滩江岸由于江滩滩面地形复杂、沟壑纵横、灌木芦苇丛生，钉螺滋生地环境难以改变。虽然江岸区血防部门每年投入大量人力、物力进行药物灭螺，但是受滩面地形植被以及游客的影响，灭螺效果难以保障。

第二章　钉螺空间定位技术

第一节　螺情监测技术简述

一、中国血吸虫病的发展简史

血吸虫病在中国存在的历史较为久远，早在 7 世纪初叶，隋代曹元芳编著的《病源候论》中就已经有关于血吸虫病症候的描述，并且古代医书上关于血吸虫地理分布、感染季节、感染方式和临床症状的描述与现在所知的极为相似。20 世纪 70 年代，中国分别在湖北江陵和湖南长沙两地出土的西汉古尸（肝脏、肠道）中查到了血吸虫虫卵，也表明血吸虫病在中国的流行历史至少可追溯到 2100 年以前，而我国正式发现血吸虫病原是在 20 世纪初。

中国出现的血吸虫病是以日本血吸虫病为主。我国确诊的第一例日本血吸虫病例是湖南省常德县（今常德市）的一位农民，确诊时间为 1905 年。此后，我国确认了血吸虫的流行。到中华人民共和国成立前，我国先后发现大约有 138 个县（市）有血吸虫病疫情。中华人民共和国成立后，经过大规模的调查，发现我国长江流域及其以南的江苏、浙江、安徽、江西、湖南、湖北、四川、云南、福建、广东、广西、上海 12 个省、市、自治区有血吸虫病流行，查出全国钉螺面积达到 148 亿平方米，累计查出病人 1200 多万人，其中有症状的约占 40%，晚期的约占 5%，有 1 亿以上的人口受到血吸虫的威胁，累计查出病牛 120 多万头，数据极为庞大。

经过 60 多年的积极防治，我国血吸虫病防治工作取得了显著成效。自 1995 年以来，上海、广东、福建、广西、浙江 5 个省（直辖市、自治区）均未发现本地血吸虫感染病人、病畜和感染性钉螺。2016 年，上海、广东、福建、广西、浙江 5 个省（直辖市、自治区）的血吸虫病消除成果进一步巩固，江苏、安徽、江西、湖北、湖南、四川和云南 7 个重点防治省先后有 28 个县（市、区）和 117 个县（市、区）达到血吸虫病传播阻断和消除标准；2017 年，全国 450 个血吸虫病流行县（市、区）中，有50.89% 达到消除标准，30.89% 达到传播阻断标准。我国近几十年来的血吸虫防治取得的成果一方面得益于我国血防策略的有效性，另外也得益于钉螺监测技术的进步。

二、钉螺监测技术的发展

血吸虫病防治是我国寄生虫防治的一项重要工作，由于钉螺是血吸虫生活史中不可缺少的中间宿主，因此，灭螺工作成为血吸虫病防治工作中的重要内容。调查钉螺分布是制订灭螺规划、布置灭螺任务和考核灭螺效果的基础。

由于科学技术和现代信息化管理技术的快速更迭，钉螺螺情监测技术也不断更新换代。最早出现在我国的螺情监测技术是传统的人工查螺，并且通过人工将查螺结果用纸笔记录，再汇集建图、建账，形成纸质材料，逐级上报。这种传统方法具有诸多弊端：一是速度慢，螺情资料从现场采集到汇总统计间隔时间长、逐级上报时间长、分析反馈时间长，在此期间不但耗费大量人力、物力，还使防治决策严重滞后；二是精度差，人工绘制螺情地理位置不精确，有关螺情只能是粗略描述分布范围，且螺情资料在统计汇总上报过程中不少重要信息被剔除，手工操作中难免夹带统计错误，使螺情信息准确性差；三是不完整，受行政管辖区的限制，相邻地区对自然单元内螺情缺乏完整资料，互不相通导致防治工作不同步，严重影响防治效果；四是工作量大，每年查灭螺工作中，原始表格和统计表格数百至上千张，一个基层血防站要花费大量的时间、人力和材料，装订成册，逐级上报，纸质资料也不易保存和再利用；五是可比性差，报表只能反映当年的螺情，螺情年度与年度间的延续性难以反映出来，如螺情的年度间的分布比较、灭螺效果等。地理位置和相应的螺情未数字化，也难以对资料做统计处理，不利于对螺情分布和扩散状态进行研究和处理，这些均严重影响到防治对策的选择。

为弥补传统方法的诸多问题，研究者开始寻求更为便捷、准确的监测方法。1984年，首次有研究者以降雨量及气温为参数，建立了加勒比海和菲律宾地区的人类血吸虫病分布预测模型，其正确率分别达到87%（加勒比海）和93%（菲律宾），从而计算出军事演习期间因血吸虫病而导致的潜在疾病伤亡率。此次尝试正式把全球地理信息系统（GIS）作为研究工具应用于血吸虫病防治。此后，人们结合以往研究的成果，在世界不同地区广泛推广。在我国，GIS技术于20世纪90年代开始，应用于我国日本血吸虫病的研究。随后，由于遥感技术应用的推广，研究者进一步将遥感技术和GIS相结合，用植被指数（NDV-0）和地表最大温度T（max）预测模型，准确反映各地区血吸虫病的分布。

三、主要的螺情监测技术

目前，遥感技术（remote sensing，RS）、全球定位系统（global positioning system，GPS）以其全新的角度和方法，已被广泛应用于钉螺监测，并获得了比较理想的效果。

（一）遥感技术

遥感是通过人造地球卫星上的遥测仪器把对地球表面实施感应遥测和资源管理结合起来的一种新技术，是使用空间运载工具和现代化的电子、光学仪器探测和识别远距离研究对象的技术。卫星遥感技术的原理是利用不同物体电磁波特性不同，通过探测地表物体反射及发射的电磁波提取目标信息，从而对地表物体进行识别。核心理论为电磁波理论，涉及天文、大气、地质、数学、计算机等诸多学科。系统包含对象、传感器、信息传播媒介、平台四个基本要素。这些都依赖卫星来完成，不同卫星的传感器不同，如陆地资源卫星为多波段扫描仪（MSS）和专题制图仪（TM），而NOAA卫星的传感器

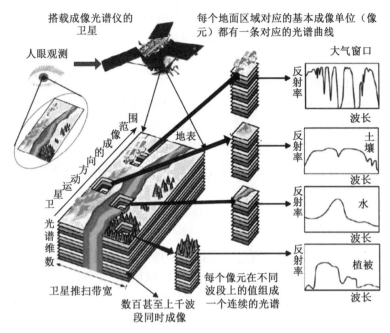

图 2-1 遥感原理图

包括改进甚高分辨率辐射计（AVHRR）和业务垂直探测仪（TOVS）等。在我国，LANDSAT 卫星、NOAA 系列气象卫星和 Terra 卫星是血吸虫病螺情监测中较为常用的三大卫星。卫星遥感技术的优势主要为信息量大、受地面条件限制少、安全、可重复观测和经济效益好。

遥感技术由于可以获取环境因素信息使得其可在流行病学中应用，如 LANDSAT 卫星可利用星载传感器将接收到的光信号和电磁信号转变为电压输出信号，再转译成 0~255 的数字信号传送到接收站存在磁带上，再经过计算机图像信息反演，记录的信息可以不同的符号显示，从而代表不同的地表信息，然后根据需要打印相关参数的分类图。但是，应用遥感技术进行流行病学研究必须具备两个条件：一是疾病病原体或媒介生物的存在、分布必须与环境因素有着密切的关系，环境的变化影响疾病和（或）其生物媒介的消长；二是这些环境因素可以被遥感技术监测到。

遥感技术在血吸虫防治中的应用最早开始于 20 世纪 90 年代。目前，按照常用的电磁谱段不同，可以分为红外遥感和多谱段遥感。多谱段遥感是利用几个不同的谱段同时对同一地区的物体进行遥感，从而获得与各谱段相对应的各种信息，再将不同谱段的遥感信息加以组合，可以获取更多有关物体的信息，从而有利于判断和识别，常用的多谱段遥感器有多谱段相机和多光谱扫描仪。在血吸虫防治中，主要是对钉螺生存环境进行识别，通常使用归一化水体指数（normalized difference water index，NDWI）、归一化植被指数（normalized difference vegetation index，NDVI）、土壤调节植被指数（soil-adjusted vegetation index，SAVI）、叶面积指数（leaf area index，IAI）等指标描述遥感区域环境。红外遥感是基于自然界有生命的生物体只要存在能量代谢，就会产生热能，从而产生热辐射的原理对事物进行识别。由于日本血吸虫病唯一的中间宿主——湖北钉螺也存在特定的热辐射，那么，通过红外成像系统就能探测到活螺，从而确定钉螺的位置、分布及密度。

（二）全球定位系统

全球定位系统（GPS）是 20 世纪 70 年代由美国陆海空三军联合研制的新一代空间卫星导航定位系统。目前，GPS 已应用于林业、农业、通信业、电力、水利、石油、海洋、地质、国防、交通、旅游、城建等方面。GPS 在血吸虫防治中的应用开始于 20 世纪 90 年代，其原理是 GPS 能对目标事物进行准确定位，并将位置信息通过经度、纬度、高程等数字化，再通过 Base Camp、Google Earth 等软件的辅助，使钉螺位置信息的再现成为可能，并能准确、便捷地观察到钉螺的分布和历年钉螺疫情的变化。

1. 手持 GPS 定位仪

目前，螺情监测中使用较多的定位设备有手持 GPS 定位仪和 GPS 定位软件两种。手持 GPS 定位仪具有采集多种数据、支持多种数据格式、专业面积测量、操作简单、体积小巧等多方面的优点，最先受到血防工作者的推崇。但是，由于现场查螺工作存在所携带设备过多、定位过程太烦琐，而且由于手持 GPS 定位仪价格较高、配发的数量少、操作体验不佳等原因，手持 GPS 定位仪在基层血防机构普及程度不高。而 GPS 定位软件可有效解决这一难题。

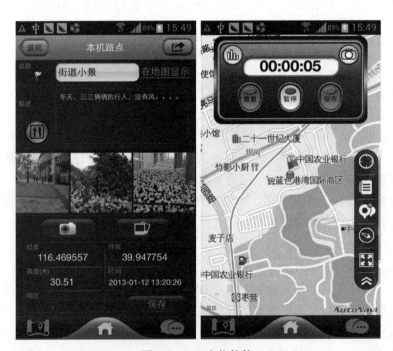

图 2-2　GPS 定位软件

2. GPS 定位软件

目前使用较多的 GPS 定位软件是加载在智能手机上，再与 Google Earth 相结合，实现钉螺的定位和再现。由于智能手机在人群中具有很大的普及度，而且智能手机的功能越来越丰富，软件、硬件、配件功能也不断增强，将 GPS 定位软件搭载在智能手机中，普及程度可以得到很大的提高。此外，智能手机搭载 GPS 定位软件还有诸多的优点，如：涵盖了手持式 GPS 的全部功能；利用查螺者随身携带的个人手机，不需额外携带设备，减少了调查者的随身负荷；不需要额外购买新的硬件装备，节约成本；文本输入支持触屏手写输入，用户操作更加流畅、方便；支持照片输入；地图下载、更新更加方便自由；支持通信及位置分享；可导出谷歌地球支持的 kml/kmz 格式。目前较为常见的 GPS 定位软件为有"GPS 工具箱（v1.7.1）""多点 GPS（v2.5）"等。

第二节　空间定位技术与钉螺

一、钉螺空间定位技术的研究历程与趋势

血吸虫及钉螺分布范围广、疫区地理环境复杂，尤其是遇到洪涝灾害和水利工程建设等因素造成钉螺孳生环境发生较大变化，从而增加了查螺的面积和查螺难度。而采用传统钉螺监测方法（人工查螺）和传统螺情数据处理方法已很难满足现代发展的需要。钉螺的空间定位技术是基于卫星定位和环境图像采集技术的查螺技术，是由武汉大学健康学院近年设计的用于日常查螺工作的一项创新性规范化技术。钉螺的空间定位技术主要是将地理信息系统（GPS）和全球定位系统（GIS）的应用，将其获取、管理及分析气候和地理数据等便利的手段和方法运用到生态环境变化与血吸虫病关系的研究中。其具体技术流程为：通过手持 GPS 接收机实地精确记录查螺路线、范围、有螺框点位置。通过 Basecamp 软件批量导出航点航迹，配合 Unistrong GIS Office 软件批量导入定位数据，实现螺情地理信息图与环境数据库的建立，构建血吸虫病监测预警系统的实时操作与表达平台，直观地展现钉螺分布情况。

GPS 和 GIS 广泛应用于公共卫生的各个方面。在血吸虫病的防治研究内容主要有：①制作血吸虫病及钉螺的分布图；②建立血吸虫病的 GIS 数据库；③描述与分析血吸虫病及钉螺的环境影响因素；④利用研究成果预测其他疾病的分布情况；⑤指导决策和干预措施。田文强[①]应用 GIS 系统，根据气候因素与疟疾传播的相关分析，建立气候因素多元回归方程模型预测疟疾发病率。在其研究的各项气候因子中，湿度是影响疟疾传播的主要因素，且所引入的综合性气候-环境因子-土壤湿度比单纯降雨量更有优势，该模型可在地理条件相似的较大范围内应用。空间定位技术在血吸虫病防治方面的应用，特别是在钉螺螺情防治方面，主要还是宏观性的，即利用卫星图片和植被、水文、气温等参数以及钉螺孳生模型来预测螺情的程度。此外，我国许多城市及周边也是血吸虫病流

---

①　田文强. 气候因素对疟疾传播影响的建模研究 [D]. 中国疾病预防控制中心，2001.

行地区，每年都要组织大量的人力、物力开展实地人工查螺。

现在采用的空间定位技术应用于钉螺螺情监测和血吸虫病防治的研究始于 20 世纪 80 年代，Cross 等①以降雨量及气温为参数建立了加勒比海和菲律宾地区的血吸虫病分布预测模型。20 世纪 80 年代后期，空间定位技术被应用于我国的公共卫生领域，90 年代后逐渐应用于血吸虫病研究中。20 世纪 90 年代，周晓农等②改良了日本血吸虫病传播预测模型。汪天平③运用 GIS 技术和气象参数建立模型来预测长江下游血吸虫病流行情况。周晓农等应用 GIS、GPS 数据空间分析和地图重叠分析得出结论，血吸虫病的流行范围与温度、高程、雨量等因素密切相关，利用气象资料等对预测血吸虫病的潜在流行区具有可能。宫鹏等④则提出血吸虫病时空传播流行定量动态概念模型，展示了 GIS 在这类模型中具体的应用方法，这类模型在血吸虫病防治和控制中可以起到空间决策支持的作用。

二、钉螺空间定位技术的优点

（一）任务量的直观性

空间定位技术可以应用在查螺前，GPS 具有全球覆盖、全天候、高精度、实时导航定位等优点，具备强大的地理信息空间分析功能。在 Google Earth 上画出任务量与查螺路线，让查螺队员直观地看到某工作日的各自的地形、路线、范围等，熟悉掌握现场情况，提高查螺效率。

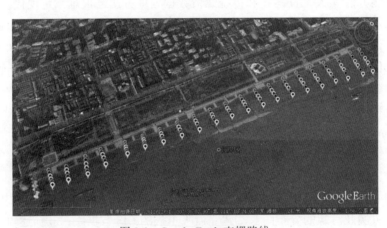

图 2-3　Google Earth 查螺路线

①　Cross E R，Bailey R C. Prediction of areas endemic for schistosomiasis through use of discriminant andysis of environmental data［J］. Military Medicine，1984，149（1）：28-30.

②　周晓农，杨国静. 地理信息系统在血吸虫病研究中的应用［J］. 中国血吸虫病防治杂志，1999（6）：378-381.

③　汪天平，周晓农，Malone J B，等. 地理信息系统（GIS）用于江苏、安徽和江西省血吸虫病流行预测的研究［J］. 中国血吸虫病防治杂志，2004，16（2）：86-89.

④　宫鹏，徐冰，梁松. 用遥感和地理信息系统研究传染病时空分布［J］. 中国科学 C 辑：生命科学，2006（02）：184-192.

（二）定位的准确性

采用的 Garmin eTrex 20 手持 GPS，控制误差在 3 米以内，每个螺点的定位均可在 GPS 中显示出来。提高螺点定位的准确性与可重现性，实现"靶向式"灭螺。

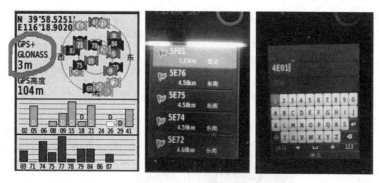

图 2-4　GPS 精准定位

（三）定位的简便性

空间定位技术不需要进行经纬度的人工记录，直接在手持 GPS 中编码（"站号+地段+框号"，如 4E01），极大地节省了查螺现场数据与实验室数据的整理时间，减少了人为操作误差。

（四）螺点的可重现性

结合 Google Earth 打印版螺点分布图，同时结合收集的附近环境照片，返回现场时可以准确地找到螺框的位置，提高了螺点的可重现性。

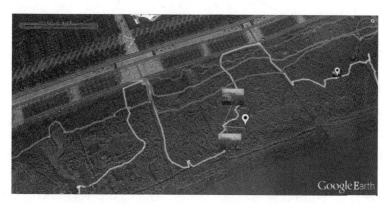

图 2-5　Google Earth 螺点分布图

（五）资料整理的省时性

查螺结束后，从 GPS 中导出所有记录的信息，方便快捷，不需要人工输入经纬度、编号等。整理后，即可将经纬度等信息结合到传统的查螺工作报表中。

（六）螺点分布的直观性

将 GPS 中导出的航点与航迹导入 Google Earth 中，生成具有卫星定位和环境图像的螺情分布图，直观地显示钉螺以及感染性钉螺的分布情况。

（七）螺情监测预警

将多年的钉螺分布图进行对比，以达到监测预警的功能。

（八）资料可共享

Google Earth 中可以导出 kmz 文件，任何安装 Google Earth 软件的电脑均可打开，了解螺情。

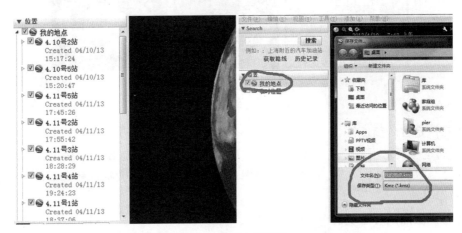

图 2-6　螺情文件资料

第三节　现场基本技术流程

查螺技术人员在某站某框查到钉螺时，利用手持 GPS 对有螺框点进行定位，并将框内所有钉螺捡获，放入查螺袋，利用标签纸在查螺袋上进行记录，标签上用记号笔依次填写站号、日期（以大写英文字母标记）、框号以及钉螺的数量，如第 1 天查螺时在第 2 站第 5 框查到 3 只钉螺，则标记为"2A005，3 只"。标记完成后，将其置于手机的镜头拍照，以采集有螺点附近的环境图像，一张为查获钉螺位置的地面环境，一张为周围整体环境。图片中均包含标签信息（以备后期数据处理，确定螺点及建立环境信息数据库）。查获钉螺的同时，填写环境记录表，记录：①查获钉螺的站框号；②距离堤、江的大致距离；③周边植被特征；④周边其他标志物。具体的现场基本技术流程操作流程如下：

一、前期准备

现场查螺所需要的设备要提前配备齐全以及调试好。所需要的设备有手持 GPS、照相机、电脑和查螺相关工具。

二、现场定位信息采集

现场定位信息采集有三种，分别是点状信息采集、线状信息采集和面状信息采集。在实际工作中，根据实地情况选择不同的信息采集方法。三种方法的操作流程一致，不同点在于定位地点、方式与范围。

具体操作流程为：打开 GPS 接收卫星信号，进入主菜单界面进行标定航点，再确定以完成单个坐标采集。注意：G1 系列手持机最多标定 3000 个航点。

信息采集页面介绍：

(1) 图标：可编辑。

(2) 名称：默认航点以"wpt+"数字命名，可编辑。

(3) 备注：默认内容为日期和时间，可编辑。

(4) GPS 坐标：显示当前 GPS 定位坐标，可编辑。

(5) 高度和精度：高度记录当前位置海拔高度，可编辑；精度表示当前 GPS 水平估算精度值，不可修改。

(6) 记录信息：显示点记录的时间长度，可以开始记录，暂停，继续。

(7) 导航：点击即可进入地图导航界面。

(8) 地图：点击即可转入地图界面，将标定的航点显示在地图上。

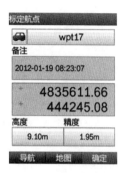

图 2-7　点状信息采集页面介绍示意图

(9) 确定：点击存储标定航点。

（一）点状信息采集

点状信息一般包括村委会定位及疑似阳性螺点定位。

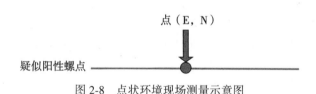

图 2-8　点状环境现场测量示意图

（二）线状信息采集

线状信息包括沟渠，如干、支、斗、农、毛渠。如果环境是笔直的，测量起点经、纬度和止点经、纬度两个坐标即可。如果环境存在拐点，则根据现场实际情况增加拐点经、纬度。

（三）面状信息采集

面状信息包括江滩、湖滩、河滩、农田、坑塘等。根据历史钉螺面积与环境实际现况，将滩地划分为三角形、正方形、长方形或菱形等形状，测量三个或四个、多个点的经、纬度。如果地形不规则，则增加拐点经、纬度。

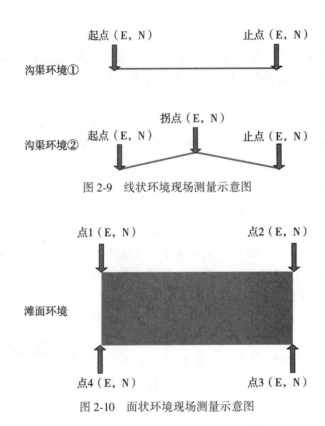

图 2-9　线状环境现场测量示意图

图 2-10　面状环境现场测量示意图

三、定位数据记录

对每个采集的点信息要在笔记本上记录，每个点的名称要与具体的环境一一对应，作为现场工作痕迹资料。经纬度格式采用十进制格式保存。所有数据输入 Excel 电子表格建立完整数据库。经、纬度数据分别以 N、E 为字段名进行保存。

四、环境照片采集

对每个环境进行全景数码照相。照片的存储大小控制在 500kB 左右。现场采集的照片要记录照片编号，便于后期对照片与对应环境进行整理。对所有开展调查的环境均应记录当时的环境类型、植被类型等信息，并对当前环境概貌拍一张数码照片，使用唯一环境编号命名照片文件。照片应能反映该环境的概貌，不要局部特写。照片像素不做特殊要求（目前智能手机拍摄的照片应该都可以），但要保证一定的清晰度。在查螺工作正式开始时，正面查螺方向，拍摄环境照片的全景图，要求清晰，全方位。

五、钉螺调查

按照方案要求，Ⅰ类、Ⅴ类环境按照常规工作开展查螺（Ⅰ类环境：现有钉螺环境。这类环境还可查到钉螺，钉螺孳生的条件仍然具备，是血吸虫病防控工作重点；Ⅴ

类环境：仅用于可疑钉螺孳生环境）；Ⅴ类环境，如钉螺灭光时间在 15 年以上，原则上可不再查螺。Ⅱ类、Ⅲ类环境，采取环境抽样方法开展查螺（Ⅱ类环境：孳生环境未改变的历史有螺环境，仍具备钉螺孳生的基本条件。在这类环境中查不到钉螺，但适宜钉螺孳生的土壤、植被、水体、湿度、温度等条件还存在，钉螺可能会复现，是血吸虫病监测的重点；Ⅲ类环境：孳生环境被人为部分地改变的历史有螺环境，尚具备钉螺孳生的基本条件。在这类环境中查不到钉螺，且孳生环境在物理上或景观上也受到人为

公安县毛家港镇张家湖村钉螺分布环境现场调查表						
调查日期	环境名称	GPS点名称	GPS点名称	GPS点名称	GPS点名称	照片编号
0617	8、9组出水沟1	WPT37	WPT38			2500
0617	8、9组出水沟3	WPT39	WPT42	WPT44		2502
0620	1组电排沟	WPT3	WPT4			2508
0620	2组机沟	WPT5	WPT6			2509

湖北省　公安　县（市、区）钉螺分布环境经纬度记录表								
毛家港　乡（镇、场）　　　张家湖　村								
环境编号	环境名称	高程	起点经度 E1	起点纬度 N1	经度2 E2	纬度2 N2	经度3 E3	纬度3 N3
	8、9组出水沟1		112.095876°	29.960886°	112.099299°	29.962158°		
	8、9组出水沟3		112.098271°	29.962672°	112.102354°	29.955734°	112.102351°	29.955738°
14	1组电排沟		112.096836°	29.970639°	112.100471°	29.971861°		
15	2组机沟		112.102753°	29.964635°	112.100333°	29.963518°		

图 2-11　定位数据现场记录图

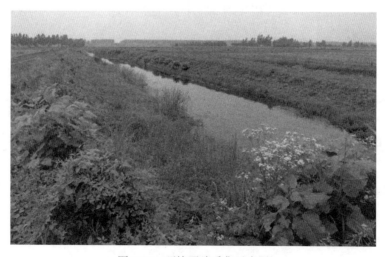

图 2-12　环境照片采集示意图

改变，但是适宜钉螺孳生的土壤、植被、水体、湿度、温度等条件还存在。如经高围垦种和养殖、人造生态湿地、修水库蓄水灭螺后的环境等）。

第四节　螺情监测数据资料处理

完成现场规范化、信息化查螺工作以后，利用运用软件 BaseCamp、谷歌地球（Google Earth）配合云相册对螺情数据进行处理，建立数字化螺情数据库。首先，利用 BaseCamp 软件将手持 GPS 中所有调查点的数据以及工作路线导出为 gpx 格式，通过谷歌地球（Google Earth）批量打开 GPX 格式数据，并将 gpx 格式数据转换成谷歌地球（Google Earth）可在卫星地图上显示的 kmz 格式，形象、直观地在地图上展示钉螺空间分布情况。同时，将各有螺框点收集的环境图片进行整理归类，并上传到云相册中，再利用云相册功能，将螺点周边环境以照片的形式显示于谷歌地球（Google Earth）中，最终得到包含螺点分布信息及每个螺点环境的数字化螺情数据库。

一、数据导出

将 GPS 中的数据导出，以备后期的信息化螺情分析。GPS 数据接收 G1 Transfer Tool 是 Unistrong GIS Office 软件的一个数据导出模块，可以将 G1 系列手持 GPS 中的航点导出到电脑，导出文件格式为".gpx"。目前更多的是将 GPS 数据导入到 Basecamp 中进行数据预处理，导出文件格式为".gpx"。具体操作步骤如下：

（1）打开 GPS 手持机，用连接线连通 GPS 和电脑，打开 GIS Office；

（2）在 GIS Office 工作界面里点击"文件"→"从 G1 手持机接收"；

（3）弹出"G1 Transfer Tool"→勾选所有航点 →点击右键，导出所有航点 →另存为 *.gpx 文件（按一定编码原则进行命名，便于后期管理）→完成数据导出。

二、数据导入

将".gpx"文件导入 Google Earth，使我们通过 GPS 测得的点直观地显示在 Google Earth 中，便于观察钉螺环境的详细分布情况。具体操作步骤如下：

（1）打开 Google Earth，设置相关参数（经纬度显示格式）。在工作平台中，文件→打开，弹出"打开"对话框，选定之前导出的存有航点和航迹数据的".gpx"文件并打开；

（2）打开数据后，会弹出下图中的对话框，点击"确定"，完成导入，所有航点均出现在 Google Earth 工作界面中。

三、钉螺环境标注

将数据导入到 Google Earth 后，对有钉螺的点进行标记，以直观确定钉螺生长环境。

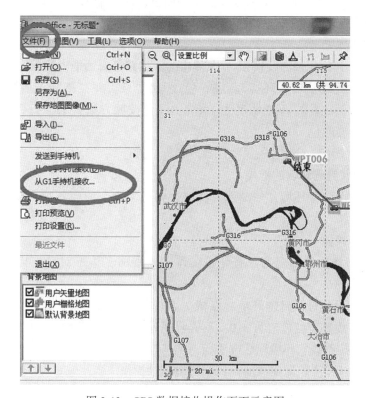

图 2-13　GPS 数据接收操作页面示意图

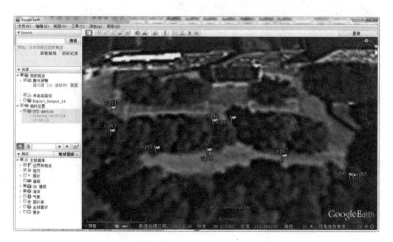

图 2-14　数据导入 Google Earth 操作示意图

（一）对线状钉螺环境的标注

对呈线状分布的钉螺环境，如河道、沟渠的环境标注，可采用 Google Earth 工具栏的"添加路径"标注为线形。注意，不同情况钉螺环境采用不同颜色标注，方便区分。按方案要求：① 历史钉螺环境（钉螺灭光）采用绿色；② 现有钉螺环境采用黄色；

③ 可疑环境采用褐色；④ 历史无螺环境采用白色；⑤ 阳性螺环境测经纬度，并在示意图上将经纬度点采用红色圆点标注。

具体操作步骤如下：

（1）单击工具栏添加路径按钮，在弹出的添加路径对话框内输入钉螺环境名称；

（2）将路径光标从钉螺环境起点向终点画出线条，并在路径对话框中选择颜色、宽度（宽度设定为 3.0），不透明度为 100%，颜色按照方案要求进行标注，修改 RGB 三栏数据即可改变颜色。

（3）点击"确定"，即完成线状钉螺环境标注操作。

（二）对面状钉螺环境的标注

若钉螺环境为面状环境，如洲滩、江滩，则还需测定曲面各拐点坐标，从而进行标注。

具体操作步骤如下：

（1）单击工具栏添加多边形按钮，在弹出的添加多边形对话框内输入钉螺环境名称；

（2）将多边形光标从钉螺环境起点依次点击各点画出线条，并在路径对话框中选择颜色、宽度（线条宽度设定为 3.0，不透明度为 80%，面积为填充方式，不透明度为 80%，颜色标注按照线状环境标注方法）；

（3）点击"确定"，即完成曲面钉螺环境标注操作。

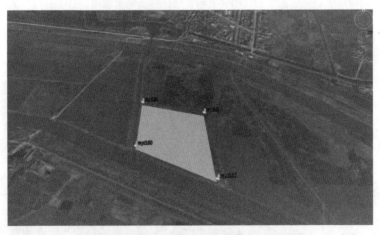

图 2-15　面状钉螺环境标注 Google Earth 结果示意图

（三）位置面板信息整理

在对钉螺的位置进行标注后，对位置面板信息进行整理，有助于建立有关监测和管理系统后便于查找。Google Earth 在软件左侧栏中提供了开放式的"位置"面板，可以在该位置下创建树状目录，对标注进行类似资源管理器的方式进行文件管理，为构建有关监测和管理系统提供了可能。

具体操作步骤如下：

（1）在 Google Earth 的"位置"目录"我的地点"下，建立"××县（市、区）""××村""××环境"等文件夹；

（2）在环境文件夹里分别添加各环境的点（地标）、线（路径）、面（多边形）信息。

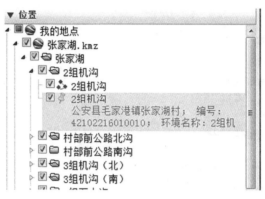

图 2-16　位置面板信息整理示意图

四、环境照片上传

环境照片上传的目的是将各环境的全景照片上传至网络服务器，便于 Google Earth 读取图片信息并共享。相册的建立及上传操作步骤如下：

（1）登录网易相册账号，进入"我的相册"；

（2）创建相册，输入相册名称（××县（市、区）+××乡镇+××村），同时可对相册权限进行设置，完毕后点击"确定"；

（3）点击"上传相片"，开始上传，进行批量操作。

五、环境属性卡编辑

按方案要求，将附件填写完毕后，复制文字内容于 Google Earth 平台的该环境的属性卡中。点击"添加图片"，将图片网址输入，点击"确定"即可成功导入图片信息。图片网址获取方法为：在网易相册中，点击该环境的照片后，在图片上点击鼠标右键，选择"属性"，即可弹出图片属性卡，将属性卡中"地址（URL）"一栏信息复制到 Google Earth 属性卡"图片网址"一栏即可。

六、环境图卡保存

完成钉螺环境分布图的绘制后，对结果进行保存，点击"保存图片"后，弹出"另存为"对话框，按照一定命名规则对文件进行命名即可完成保存。单个环境的图卡保存方式：在 Google Earth 平台"位置"栏里通过对复选框的点击，完成单张图卡保存操作。

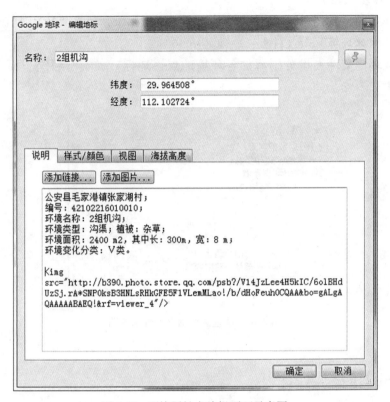

图 2-17　环境属性卡编辑页面示意图

七、数据文件保存与共享

数据文件共享的目的在于，在后续工作中让不同部门看到具体的螺情。

数据保存步骤：选择"位置"目录下的任意文件夹（比如××县××村），点击鼠标右键，选择"将位置另存为"，双击 kmz 文件即可从 Google Earth 中打开相应的文件。Google Earth 还会在系统中自动保存"位置"面板下"我的地点"下的文件，每次启动 Google Earth 时，都会自动载入"我的地点"中的内容。

数据共享步骤：将村级 kmz 文件汇总至县级，县级至市级，市级汇总至省级。默认保存格式为 kmz。

第五节　案 例 分 析

一、背景

天兴洲，原名江心洲，位于武汉市青山区青山镇和江岸区谌家矶所夹的长江段江心，四面环长江，面积约 26 平方公里，东西长约 13 公里，南北宽约 2 公里，现有 4000

多居民。地处亚热带季风气候，降雨量充沛，气候温热潮湿，天兴洲水草丰茂、土质肥沃，形成了有利于钉螺孳生的环境。而且，洲滩地区的钉螺具有分布面积大、扩散能力强等特点，是发生血吸虫感染的主要疫源地，经常造成钉螺扩散和血吸虫病蔓延，在血吸虫病流行病学上具有重要意义。天兴洲地区 1997 年秋季爆发急性血吸虫病流行，成为血吸虫病疫区。连续疫情监测数据显示，虽然近 5 年未发现阳性钉螺，但是天兴洲上依然存在钉螺孳生。

目前，洪山区正按照"严格保护与适度开发""公益建设与商业运作"有机结合的原则，将天兴洲打造成集体育运动、生态博览、文化创意、旅游度假等多功能于一体的生态绿色之洲，洲滩地区人群活动越来越密集。为了保障天兴洲上居民以及游客的安全与健康，及时了解螺情变化，尤其是 2016 年夏季洪水后第二年钉螺的扩散、复发、新发以及钉螺范围和密度变化情况等，需对天兴洲垸内及垸外地区进行全面的钉螺调查，建立数字化螺情数据库，了解钉螺的精确分布，同时为下一步灭螺工作提供数据支持。

二、监测范围

根据《2018 年武汉市查灭螺工作方案》的要求，对面积特别大的江湖洲滩，可以先划分成若干块，然后在每块环境进行系统抽样或环境抽样调查。依据多年血防工作开展经验，结合天兴洲实际情况，将天兴洲整个地区划分为五部分：洲头、洲中、北岸、南岸、洲尾。

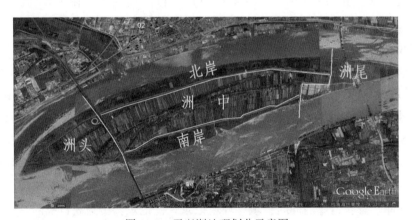

图 2-18　天兴洲地理划分示意图

洲头以天兴洲大桥为分界，天兴洲大桥上游部分为洲头，洲头区域又可分为垸外区域和垸内区域；洲中范围为天兴洲大桥下游垸内的部分，多为居民区以及农田等；北岸为天兴洲垸外北岸部分，自天兴洲大桥始，向下游至洲尾南北公路；南岸范围为天兴洲垸外南岸部分，同样自天兴洲大桥始，向下游至洲尾南北公路；洲尾范围是以洲尾南北公路为界限的整个下游部分。

表 2-1　　　　　　　　　　　　　　天兴洲地理划分情况

地理划分	面积（平方米）	最大长度（千米）	最大宽度（千米）	地标	备注
洲头	1711000	2.8	1.9	天兴洲大桥	主要为新近开发的旅游地带
洲中	7537000	6.3	1.4	天兴洲大桥，堤岸公路	居民区，农田较多
北岸	2730000	6.7	0.5	天兴洲大桥，北岸公路	基本无开发，有少量垂钓人群
南岸	3112000	6.0	0.5	天兴洲大桥，南岸公路	汽渡码头，滩面垂钓等亲水活动人群较多
洲尾	1381000	2.3	1.1	洲尾南北公路	大桥施工地带

三、现场调查

根据天兴洲不同区域的实际情况，采用系统抽样与环境抽样相结合的方法设框选点。信息化查螺在洲中范围进行系统抽样，检获框内全部钉螺，并解剖观察，鉴别存活和感染情况，根据调查范围宽度等距设站，共设 6 站，每隔 10m 调查 1 框。在进行系统抽样的同时，对可疑钉螺孳生环境，如适宜钉螺栖息的场所（如坑洼地、牛脚印、沟边、塘边，以及超市的草丛以及芦苇丛等）进行环境抽查。在天兴洲洲头、北岸、南岸以及洲尾，以环境抽样为主。白沙洲主要以系统抽样为主，对可疑钉螺孳生环境进行环境抽样。

查螺技术人员在某站某框查到钉螺时，利用手持 GPS 对有螺框点进行定位，并将框内所有钉螺捡获，放入查螺袋，利用标签纸在查螺袋上进行记录，标签上用记号笔依次填写站号、日期（以大写英文字母标记）、框号以及钉螺的数量，如第 1 天查螺时在第 3 站第 5 框查到 3 只钉螺，则标记为"3A005，3 只"，标记完成后，将其置于手机的镜头拍照，以采集有螺点附近的环境图像，一张照片为查获钉螺位置的地面环境，一张照片为周围整体环境。照片中均包含标签信息，以备后期数据处理，确定螺点及建立环境信息数据库。查获钉螺的同时，填写环境记录表，记录：①查获钉螺的站框号；②距离堤、江的大致距离；③周边植被特征；④周边其他标志物，如是否有野粪、水坑等，是否有其他的标志物。

四、数据处理

完成现场规范化、信息化查螺工作以后，利用运用软件 BaseCamp、Google Earth，配合云相册对螺情数据进行处理，建立数字化螺情数据库。首先，利用 BaseCamp 软件将手持 GPS 中所有调查点的数据以及工作路线导出为 gpx 格式，通过 Google Earth 批量打开 gpx 格式数据，并将 gpx 格式数据转换成谷歌地球（Google Earth）可在卫星地图上显示的 kmz 格式，形象、直观地在地图上展示钉螺空间分布情况。同时，将各有螺框点收集的环境图片进行整理归类并上传到云相册中，再利用云相册功能，将螺点周边环境以照片的形式显示于 Google Earth 中，最终得到包含螺点分布信息及每个螺点环境的数字化螺情数据库。

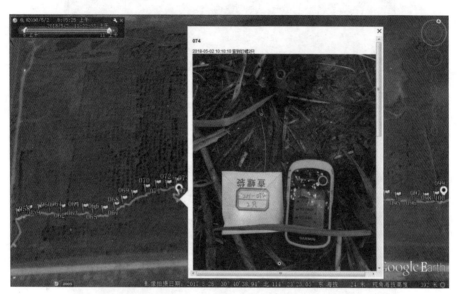

图 2-19　Google Earth 中有螺点环境数据信息示例

五、监测结果

（一）洲头螺情

洲头查螺范围可由环洲堤岸公路划分为洲头垸内部分和洲头垸外部分，洲头具体螺情如下：

1. 洲头垸内螺情

洲头垸内部分信息化查螺范围是天兴洲大桥上游的垸内部分，洲头垸内信息化查螺工作调查面积 1745381 平方米，共调查 1298 框，在调查范围内未查到钉螺。

2. 洲头垸外螺情

洲头垸外部分信息化查螺范围为天兴洲大桥上游的垸外部分，洲头垸外信息化查螺工作调查面积 733337 平方米，共调查 1028 框，在调查范围内未查到钉螺。

3. 洲头整体螺情

以天兴洲大桥为界，上游洲头部分共调查面积 2478718 平方米，调查框数 2326 框。洲头信息化查螺工作量在调查范围内未发现钉螺。

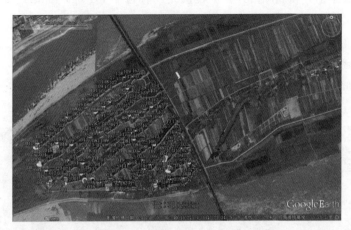

图 2-20　洲头垸内信息化查螺工作量图

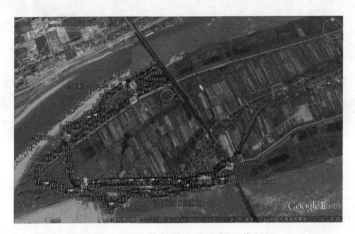

图 2-21　洲头垸外信息化查螺工作量图

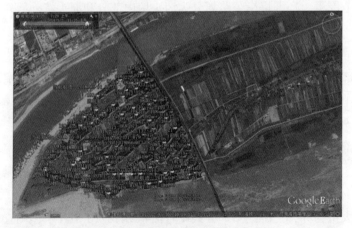

图 2-22　洲头部分信息化查螺工作量图

（二）洲中螺情

洲中信息化查螺范围是天兴洲大桥下游的垸内部分，包括复兴村、天兴村、江心村，洲中调查面积 6888912 平方米，调查框数 6192 框，有螺框数 5 框。

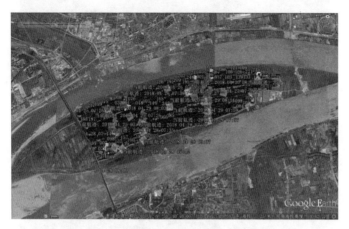

图 2-23　洲中部分信息化查螺工作量图

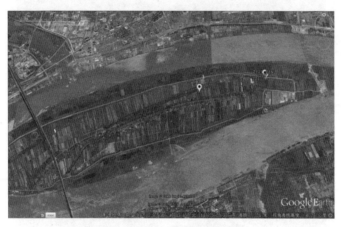

图 2-24　洲中有螺点图

（三）北岸螺情

北岸信息化查螺范围为天兴洲大桥下游的北岸垸外部分，调查面积 2263488 平方米，查出有螺面积 293182 平方米。调查框数 2703 框，有螺框数 81 框。

（四）南岸螺情

南岸信息化查螺范围为天兴洲大桥下游的南岸垸外部分，南岸信息化查螺工作调查面积 858335 平方米，共调查 985 框，在调查范围内未查到钉螺。

（五）洲尾螺情

洲尾信息化查螺范围为洲尾南北堤岸公路下游部分，洲尾信息化查螺工作调查面积 489922 平方米，共调查 532 框，在调查范围内未查到钉螺。

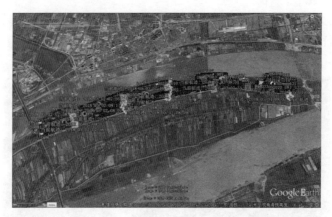

图 2-25 北岸信息化查螺工作量图

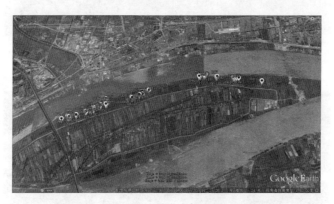

图 2-26 北岸有螺点图

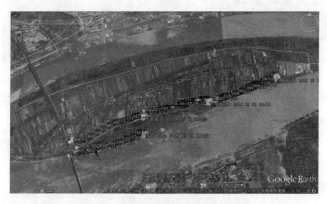

图 2-27 南岸信息化查螺工作量图

（六）整体螺情

天兴洲 2018 年信息化查螺共调查面积 12988375 平方米，共调查框数 12738 框，其中有螺框 86 框，查螺工作量图及有螺点分布如下：

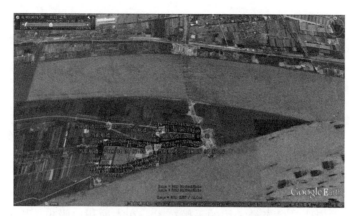

图 2-28　洲尾信息化查螺工作量图

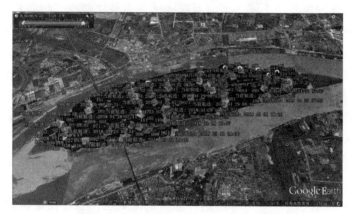

图 2-29　天兴洲 2018 年信息化查螺工作量图

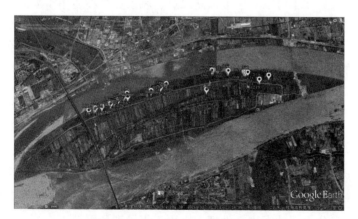

图 2-30　天兴洲 2018 年有螺点图

第三章 空间靶向灭螺技术

第一节 空间靶向灭螺技术简述

药物灭螺技术依然是目前最常用的灭螺技术，在大面积血吸虫疫区开展传统粗放式药物灭螺，可以取得良好的灭螺效果。现阶段，城市血吸虫病已经得到较好的控制，城市有螺地区的钉螺密度显著下降，当前有螺地区多为孤立螺点、风景区、休闲地带等，与以往的螺点分布相比，具有面积较小且离居民点近的特点，在采用传统的药物灭螺方法时，耗资较大、灭螺效率不高，还有可能给附近居民留下健康隐患；此外，新时代条件下对环境生态保护提出了更高水平的要求，而传统的药物灭螺方法对环境的负荷较重，因此，在对城市有螺地区以及不适用于大面积传统药物灭螺方法的地区进行灭螺时，采用目的性更强、更精准和对生态环境更友好的灭螺技术是十分有意义的。

空间靶向灭螺技术是将基于全球卫星定位技术（GPS）和地球信息系统（GE）的血防信息化查螺技术与灭螺工作相结合的一种创新型灭螺技术，是在信息化、规范化查螺的基础之上，通过 GPS 技术和 GE 系统准确调查螺情，掌握螺点分布，计算灭螺面积，在现场工作时再配以 GPS 对螺点进行准确定位重现，然后在定位地带采用土埋缓释法、精确喷洒法等方法进行灭螺，从而达到定位精确、耗资少、低污染的靶向式灭螺效果。空间靶向灭螺技术可以对城市孤立螺点、风景点等不适用于大面积粗放式灭螺方法的地区进行定位精确、耗资少、低污染的高效灭螺，从而达到提高灭螺效率、减轻环境负荷的目的。相比于传统灭螺方法，空间靶向灭螺技术不仅大大减轻了灭螺的工作量，而且还能弥补传统灭螺方法对环境的负荷较重的不足，达到灭螺工作经济高效和保护生态环境的双重目的。

第二节 灭螺前数据资料处理

空间靶向灭螺是与信息化查螺技术密切结合的一种精确的药物灭螺方法。其中"空间靶向"的实现，是基于信息化、规范化查螺的结果。因此，在靶向灭螺现场工作开展前，需对信息化查螺数据进行处理，以用于指导现场灭螺工作。空间靶向灭螺数据处理过程可在数字化螺情数据库的基础上展开。建立数字化螺情数据库的过程如前文所述。

一、建立有螺点地图

首先，使用 Google Earth 软件，打开灭螺区域的数字化螺情数据库，由数字化螺情数据库分析整体螺情分布，识别孤立螺点以及不适用于大面积灭螺的区域。某区域完成信息化查螺后建立的数字化螺情地图如下图所示，由螺情地图可见，该区域查到 2 处有螺点且有螺点之间的距离大于 100 米，因此，计划针对这 2 处螺点开展靶向灭螺。

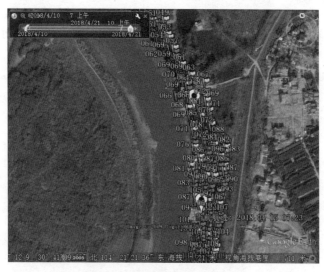

图 3-1　某区域数字化螺情地图

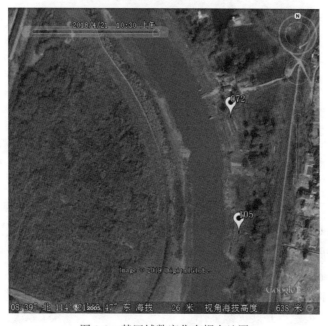

图 3-2　某区域数字化有螺点地图

确定空间靶向灭螺实施范围后，在 Google Earth 中删除所有数字化螺情地图中的无螺航点以及航迹信息，仅保留有螺点位置信息，建立开展靶向灭螺区域的有螺点地图，在 Google Earth 中将有螺点地图另存为 kmz 格式文件。

二、有螺点地图导入 GPS

将有螺点地图的 kmz 文件在 RouteConverterWindows 软件中打开，选中所有有螺点信息，并将有螺点导出，保存为可被手持 GPS 识别的 gpx 格式文件。利用 BaseCamp 软件打开有螺点 gpx 文件，再将 gpx 文件导入连接电脑的手持 GPS 内存卡中，完成在手持 GPS 中建立有螺点地图的过程，实现有螺点在手持 GPS 地图中的可视化。

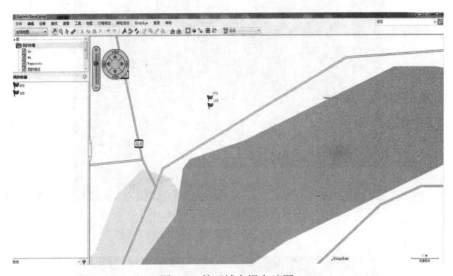

图 3-3　某区域有螺点地图

第三节　现场基本技术流程

现场开展空间靶向灭螺时，可采用喷洒灭螺药物等方式，灭螺药物的施药方式仍按照《血吸虫病预防控制工作规范》中的标准进行。开展现场工作时，利用导入有螺点地图的手持 GPS，引导施药人员到达有螺点，确定施药范围后开展。

现场灭螺工作需要引导人员与施药人员配合完成。到达现场后，灭螺工作引导人员首先需打开手持 GPS，待 GPS 完成卫星定位，达到要求精确度后，进入地图模块，在地图中选中要开展靶向灭螺的螺点，设置导航模式。根据手持 GPS 导航，引导施药人员到达有螺点位置，再利用 GPS 确定灭螺范围，即以有螺点为圆心，半径 10 米的范围，然后按照药物灭螺的施药标准，由远及近喷洒灭螺药物。完成施药后，再利用手持 GPS，到达下一个灭螺点开展灭螺工作。

第四节　鄂州地区靶向灭螺试验研究案例分析

一、项目简介

考虑到城市地区螺情分布特点的变化，以及血防信息化、规范化查螺技术仅单纯用于疫情的监测、预警，尚未与灭螺工作进行切实紧密的结合，武汉大学健康学院首次探索将信息化技术与灭螺工作相结合，在查螺规范化、信息化的基础上，通过 GPS 和 GE 准确调查螺情，计算灭螺面积，同时在灭螺工作现场利用 GPS 对螺点进行重现，开展更为精准的靶向灭螺，对比靶向灭螺与常规灭螺效果、经济效益和土壤环境负荷的差异。

二、项目设计

靶向灭螺试验选择湖北省鄂州市江滩人民洲段作为试点，此段江滩为鄂州与黄石交界地带，滩面较平整，植被覆盖少且鲜有人群活动，可减少环境对查螺及灭螺效果的影响。

靶向灭螺试点范围江滩长约 400 米，宽约 50 米，面积约 20000 平方米，将此段江滩约等分为 3 段，每段面积约 6667 平方米，再利用随机数字法随机分为传统灭螺组、靶向灭螺-常规喷洒组和靶向灭螺-减量喷洒组，分别开展不同方法的灭螺。

（一）传统灭螺组

既往的粗放式药物灭螺，用喷洒法施药，按现有国家规定，发现一个有螺框点，则其灭螺面积为（50 米+50 米）×（50 米+50 米）= 10000 平方米，覆盖整个有螺面积。该传统方法相对保守，缺点是灭螺时大面积喷洒药物，没有目标性，消耗较多的人力、物力等资源。

（二）靶向灭螺-常规喷洒组

靶向灭螺时，首先确定螺点位置，灭螺范围是以该螺点为中心，以 10 米为半径的圆形区域。在此区域内按照药物灭螺规范进行喷洒法灭螺，使用 50%氯硝柳胺乙醇胺盐可湿性粉剂 2 克/平方米。喷洒时，按有效用药量，称（量）取药品加入定量水桶（缸）中，搅匀后进行喷洒，如每桶内水量为 100 千克，用 50%氯硝柳氨乙醇胺盐可湿性粉剂 2 克/平方米，则需加药 200 克，灭螺面积为 100m 平方米。喷洒前，必须先清除灭螺区域内的植被，将杂草等植物齐根割下后，即集中进行填埋或药物浸泡处理，防止钉螺借此扩散。

（三）靶向灭螺-减量喷洒组

靶向灭螺-减量喷洒组与靶向灭螺-常规喷洒组的现场技术流程一致，但是使用的灭螺药物为 50%氯硝柳胺乙醇胺盐可湿性粉剂 1 克/平方米。喷洒前，仍然需要先清除灭螺区域内的植被，集中进行填埋或药物浸泡处理。

在不同地区利用不同方法灭螺后，对比各种方法的灭螺效果、经济效益等。

三、评估指标

项目的评估指标主要有灭螺有效性评估指标，经济效益评价指标。

（一）灭螺效果评价指标

通过灭螺工作开展前后的螺情调查，计算不同的螺情指标，全面反映不同灭螺方式的灭螺效果。灭螺效果评价指标包括：

$$有螺框出现率（\%）=\frac{活螺框数}{调查框数}\times100\%$$

$$活螺平均密度（只/0.11\,平方米）=\frac{捕获活螺数}{调查框数}$$

$$钉螺死亡率（\%）=\frac{灭前钉螺数-灭后钉螺数}{灭前钉螺数}\times100\%$$

$$校正钉螺死亡率（\%）=\frac{灭后钉螺死亡率-灭前钉螺自然死亡率}{100-灭前钉螺自然死亡率}$$

$$钉螺密度下降率（\%）=\frac{药物灭螺前活螺密度-药物灭螺后活螺密度}{药物灭螺前活螺密度}\times100\%$$

$$活螺密度下降率（\%）=\frac{药物灭螺前活螺密度-药物灭螺后活螺密度}{药物灭螺前活螺密度}\times100\%$$

$$钉螺面积下降率（\%）=\frac{药物灭螺前钉螺面积-药物灭螺后钉螺面积}{药物灭螺前钉螺面积}\times100\%$$

（二）经济效益评价指标

按照卫生经济学原理和方法，调查并记录两种灭螺方法的直接投入，包括药品费、器材费、人工费、管理费等。比较不同方法的单位灭螺面积费用、钉螺面积每下降1个百分点的费用、钉螺密度每下降1个百分点的费用，以进行费用-效果分析。

$$单位灭螺面积费用（元/平方米）=\frac{直接投入}{灭螺面积}$$

$$钉螺面积平均下降1\%的费用=\frac{直接投入}{钉螺面积下降率}$$

$$钉螺密度平均下降1\%的费用=\frac{直接投入}{钉螺面积下降率}$$

$$单位时间成本效益（元/公顷）=\frac{直接投入}{灭螺所花费时间}\times灭螺面积$$

其中，直接投入包括灭螺药物费用、耗材费用，以及人工费用和管理费用；钉螺面积下降率为灭螺前后有螺面积的差异与灭螺前有螺面积之比。

四、技术路线

鄂州地区靶向灭螺试验研究项目开展技术路线如下：

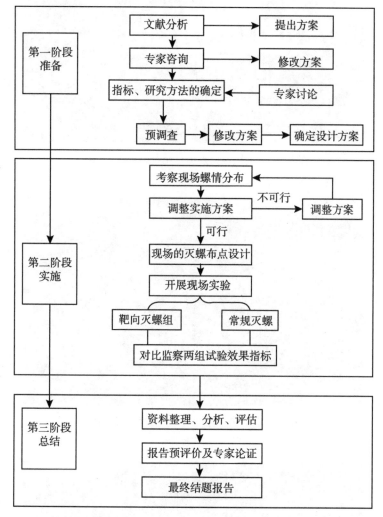

图 3-4 鄂州地区靶向灭螺试验研究项目开展技术路线

五、研究结果

（一）基线螺情调查

鄂州江滩人民洲段滩面宽约 50 米，现场调查计划将整个滩面分为 4 站，每站间隔 10~20 米，采用以系统抽样为主，结合环境抽样的抽样方法，每站框距为 10~15 米。开展灭螺工作前，对基线螺情进行 1 次调查，开展信息化查螺前制作工作计划图。灭螺前，制作现场查螺的工作量图，共查到钉螺 34 框，并制作有螺点分布图。

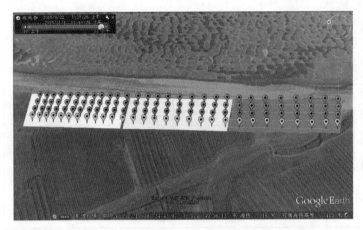

图 3-5 靶向灭螺试点信息化查螺工作计划图

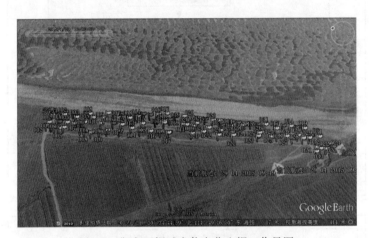

图 3-6 靶向灭螺试点信息化查螺工作量图

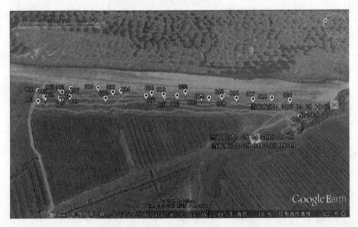

图 3-7 靶向灭螺试点有螺点分布图

（二）灭螺效果监测结果

将有螺点地图与灭螺方式区域地图叠加，确定不同螺点的灭螺方式。由左至右分别为一区、二区、三区，对应方式分别为传统方式灭螺、常规喷洒靶向灭螺、减量喷洒靶向灭螺。开展现场灭螺后的 3 天、5 天、7 天、15 天、30 天持续对各个区域进行螺情监测。

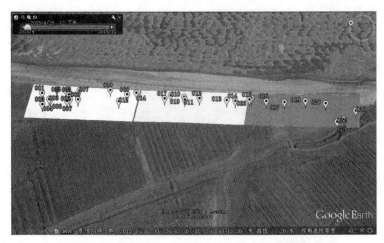

图 3-8 有螺点分布与不同灭螺方式灭螺范围叠加图

灭螺后期钉螺矫正死亡率如下表。由表可知，三个区域的钉螺校正死亡率随时间推进均呈现波动的上升趋势，由第 15 天和第 30 天均值可知，钉螺校正死亡率排序：一区>二区>三区。

表 3-1　　　　　　　　　不同灭螺方式区域钉螺矫正死亡率

区域	区域面积（m²）	施药死亡率（%）	施药后钉螺校正死亡率（%）					
			3d	5d	7d	15d	30d	$\frac{15d+30d}{2}$
一区	7896	5.11	5.69	77.01	85.38	71.02	96.76	83.89
二区	7651	5.08	23.12	29.36	67.11	80.83	73.11	76.97
三区	7979	1.89	5.96	7.20	81.77	39.24	85.02	62.13

灭螺后期活螺密度下降率如下表。由表可知，三个区域的活螺密度随时间推进亦呈现波动的上升趋势，由第 15 天和第 30 天均值可知，活螺密度下降率排序：一区>二区>三区。

表 3-2 不同灭螺方式区域活螺密度下降率

区域	区域面积（平方米）	施药活螺密度（%）	活螺密度下降率（%）					
			3d	5d	7d	15d	30d	$\dfrac{15d+30d}{2}$
一区	7896	2.50	10.51	78.18	86.12	72.5	96.92	84.71
二区	7651	2.83	27.02	32.94	68.78	81.80	74.48	78.14
三区	7979	1.68	7.74	8.95	82.12	40.38	85.30	62.84

（三）经济效益对比

不同灭螺区域经济效益指标对比如下表。由表可知，钉螺面积平均下降 1%费用以及钉螺密度平均下降 1%费用，排序均是：一区>二区>三区，而单位时间成本效益排序为：二区> 一区>三区。

表 3-3 不同灭螺方式区域经济效益指标对比

区域	直接投入（元）	单位灭螺面积费用（元/平方米）	钉螺面积下降率（%）	钉螺面积平均下降 1%费用（元）	钉螺密度平均下降 1%费用（元）	单位时间成本效益（元/平方米）
一区	23814.72	0.126	29.03	820.29	245.71	0.008000
二区	6197.84	0.126	10.45	593.04	68.28	0.008266
三区	3002.23	0.089	6.84	439.14	35.20	0.005616

六、研究小结

经检验，靶向灭螺方式使用常规剂量灭螺药物时与常规灭螺方式的短期灭螺效果无显著差异，但减量喷洒会降低对钉螺的杀灭效果。从成本投入上来看，靶向灭螺经济效益和时间成本效益均低于常规灭螺方式。此外，靶向灭螺方式由于减少灭螺药物喷洒，降低了对环境的负荷。

第四章　城市江滩有螺环境工程改造技术

第一节　城市有螺环境改造工程简述

城市有螺环境改造工程是对人群接触水体频繁、药物灭螺难以持续有效、利于钉螺繁殖的复杂环境，实施造林、开旧填新、沟渠硬化、围池养殖以及洼地填埋等环境改造工程，以达到抑制钉螺生长繁殖和切断血吸虫病传播链的目的。改变或改造钉螺生存环境，是抑制钉螺生长繁殖和防止血吸虫病传播的重要手段，能达到药物灭螺等措施难以达到的效果，且时间持久效果稳定。综合文献报道资料，目前常见的有螺环境改造工程主要有血防综合工程措施、混凝土护坡灭螺工程、围堤养殖生态灭螺、血防林工程、水利血防工程等。现将部分地区的上述工程经验具体介绍如下。

一、湖北省武汉市汉口江滩血防综合工程

汉口江滩是湖北省武汉市著名旅游品牌。由于受长江汛期洪水影响，滩面呈冬陆夏水、杂草茂盛，灭螺效果难以保证。据近年监测显示，该滩地螺情有所回升，并呈逐步向上游发展的趋势。为有效控制螺情，2015 年 5 月，武汉市江岸区卫生计生委、疾控中心、建筑公司、水科院以及武汉大学等在汉口江滩实施了血防工程整治。

（一）工程设计原则

根据《中华人民共和国传染病防治法》《血吸虫病控制和消除》（GB 15976—2015）、《湖北省血吸虫病防治条例》，以及《武汉市血吸虫病防治管理办法》等法律法规，以政府主导、因地制宜、分级负责、分期实施和统筹管理为原则。

（二）工程整治方法

1. 表层除障

采用工程机械方法对滩面上芦苇、杂树和各种杂草进行全面清理。

2. 药物处理

按照《血吸虫病预防控制工作规范》的要求，由疾控中心专业技术人员，对清障后江滩进行药物灭螺，其中对剥离的有螺土层和开新填旧前后各实施 2 次全覆盖喷洒，以提高灭螺效果。

3. 滩面平整

采用机械作业方法，对有螺表土进行清理剥离，厚度为 20 厘米。表土剥离后的土壤就近填入附近沟渠或低洼地，容积不够的可在滩地中心位置挖坑填埋。对于回填的沟

渠以及低洼地、开挖填坑，上层 30 厘米采用开挖的无螺土分层回填，并打紧夯实，土方回填压实度不小于 0.93。开挖的多余无螺土就近铺摊。平整后滩面形成向江边方向的坡度，坡比为 5∶1000。

4. 沟渠填旧挖新

开沟间距为 100 米，结合地形条件可适当调整，并与原有排水沟相接。沟断面尺寸：底宽为 1.5 米，沟深为 1.5 米，两侧边坡比为 1∶2，沟底坡比为 5∶1000。开新沟时尽量错开旧沟，边线距离不小于 2 米，内高外低，完善江滩排涝条件，减轻江滩积水状况，改变钉螺孳生环境。

二、江苏便民河水系混凝土护坡灭螺工程

便民河水系位于江苏省南京市与镇江市交界处的长江南侧。便民河是一条通江河道，河口段设有码头，沿河居住人口密集，外来流动人口众多，接触水体的概率较大。该水系曾是血吸虫病的主要流行地区之一。20 世纪 90 年代，由于长江洪水频发，江滩钉螺经过通江河道向便民河水系内扩散严重，主河道及 11 条支流均发现钉螺，钉螺面积达 170 万平方米，约占江苏省内陆地区钉螺面积的 70%，其中阳性钉螺面积占江苏省总阳性钉螺面积的 90% 以上，且钉螺面积有不断增加的趋势，是江苏省 20 世纪 90 年代末疫情最为严重的地区。为了尽快控制和消灭这一地区的血吸虫病，江苏省政府将便民河水系血防综合治理列为专项工程，采取的主要措施是河道采用混凝土护坡，上游支流采用药物灭螺，结合扩大查治病范围、加强家畜管理、疫情监测和健康教育等方法。

（一）混凝土护坡灭螺机理

采用混凝土护坡灭螺是针对钉螺生活习性所确定的方法。钉螺生活在近水处有泥土有草的地方，一般寿命为 1 年。一般幼螺在每年 5—7 月份孵化出来，然后在水中生长，逐渐登陆；9—11 月份成为成年钉螺，于当年秋天或第二年春交配产卵再孵化出幼螺，完成 1 个周期。在钉螺整个生长过程中，尤其是产卵及越冬期不能离开水、泥土和草。而混凝土护坡工程使近水处没有了泥土和草，钉螺便无法生存和繁殖。

（二）混凝土护坡灭螺方案

便民河干流基本上平行于长江，水系有三条河道从便民河通向长江。根据河道现状和钉螺分布情况，设计护坡总长度 65.2 千米。由于该水系属区域性内陆河道，河岸所受风浪冲刷很小，为节约投资，护坡设计为 200# 现浇混凝土板，厚度为 0.08 米，下设碎石垫层，护砌坡比为 1∶2~1∶3。护坡的底脚和堤顶各设一道浆砌块石格埂，断面为 0.4 米×0.6 米。在局部河段，根据地形情况，对护坡结构形式进行调整。设计的关键是护坡上下限高程的确定，此高程直接关系到护坡灭螺的效果。施工方收集整理了 1966—2000 年长江南京水文站的逐月平均潮位值。根据钉螺一年连续淹水七八个月以上即会死亡的习性，施工方分析以往监测数据，将混凝土护坡下限高程设计为 4.5 米。此外，对河床中超过 4.5 米高程的滩面也都予以清除。混凝土护坡上限高程采用 8.5 米。如遇有超过护坡上限的洪水过后，应对上部河坡进行药物灭螺处理。如河道护坡清基土方为原河坡的表土，则先进行喷药灭螺处理，然后统一送至指定地点集中再次处

理，防止带螺土方散失，人为引起钉螺扩散。

三、江西省丰城市围堤养殖生态灭螺

江西省丰城市曾是血吸虫病重疫区，经大规模的多年防治，20 世纪 70 年代，该地区达到"血吸虫病传播控制"标准。药湖流域为丰城市山丘内湖型流行区，水情呈冬枯夏涝，1998 年洪涝后，血吸虫病疫情出现反弹。钉螺不断出现，有螺面积趋于扩大。从 2003 年开始，江西省丰城市血吸虫防治站结合经济产业调整，在药湖地区进行了大面积环境改造生态灭螺。

（一）实施方案

对该地区按 2000～5000 亩不等的范围进行划块围堤，围成养殖池塘，堤脚下挖一条"钉螺扩散隔阻沟"。此沟的土用于围堤，围堤内蓄水养殖河蟹、红螯螯虾、螺丝青鱼等可食钉螺的水产物。用护栏隔阻控制人畜进入堤内，以达到隔断传染源的目的。

（二）围堤养殖措施和技术

1. 筑造围堤

依据湖区的地形，按 2000～5000 亩一块（单元）的布局，构筑围堤 136 千米，围堤高为 6 米，配套涵闸工程建设。沿堤脚开挖宽 15 米、深 3 米"钉螺扩散隔阻沟"。相应建设隔离护栏，用于阻隔传染源。

2. 蓄水养殖

通过引水将湖区水位常年控制在 20.5～21 米高程线，放养河蟹、螯虾、鱼类，以湖内螺类（包括钉螺）及赖以生存的土壤有机质及植被资源喂养水产品。禁用漂浮喂养水产品。以养殖的经济效益，来保证湖区的常年蓄水。

四、安徽省血防林工程

安徽省地处长江中下游，从中华人民共和国成立初期以来，一直是我国血吸虫病传播的主要地区之一，疫区居民患病率长期居高不下。安徽省血防林工程的建设起步较早。20 世纪 80 年代中期，中国林业科学研究院首席科学家彭镇华教授在长江中下游滩地进行进行了以"兴林抑螺"为目的的试点实践工作。1990 年，林业部和卫生部联合开展了以林为主进行血吸虫病综合治理的科研工作，项目营造了大面积的抑螺防病实验林。安徽省血防林工程的建设也在这一过程中取得了较大的进步和发展。国家"十一五"规划期间，安徽省已完成林业血防工程造林 62.8 万亩。

（一）建设原则

安徽省血防林工程以植树造林、改良环境为主要措施，把灭螺防病作为工程项目的目的，并结合林业生产的生态和社会效益，使血防林工程的建设发挥最大效用。血防林的建设主要遵循以下原则：

1. 多种治理方式相结合

在血防林建设过程中，将工程灭螺和生态灭螺等各种方式结合起来，合理地进行植树造林等工作。在建设过程中，遵循"兴林抑螺"的方针，使林间路路相通、沟沟相

连、林地平整、雨停地干。

2. 坚持因地制宜、适地适树

在血防林建设过程中，因地制宜，根据不同类型滩地的不同特性，采用有针对性的工程造林模式，选择恰当的树种进行栽植，建立起杨树、柳树、松树等不同树种为主的林业生态工程。

（二）实施方法

1. 造林地选择

安徽省血防林建设区域主要集中在"三滩"地区。为了降低造林的成本，保证造林的质量和效果，林业部门对于造林地的选择提出了一定的技术标准。按照《安徽省林业血防造林技术导则》的规定，"三滩"地区作为造林地必须满足常年淹水时间不超过 30 天、淹水深度低于 3.5 米；低丘岗地作为造林地必须满足海拔不超过600 米且受到水系的影响容易促进钉螺滋生。造林整地时间一般安排在秋冬时期，对于滩地型地区，由于滩地地下水位较高，且芦苇等杂草较多，需先进行林地清理，消除干扰，为新造林提供适宜的生长环境，整地深度一般要大于 30 厘米，有利于改善土壤结构。

2. 树种选择

安徽省血防林造林工作在长期的生产实践过程中积累了丰富经验，对于树种的选择以适地适树原则为基础，优先选择居民具有一定栽植经验的乡土树种或是适宜生长的高收益树种，主要包括杨树、柳树、湿地松、泡桐、水杉、香椿、油茶、毛竹等。针对不同造林地类型，在树种的选择上侧重点不同。对于滩地类型重点选择那些耐水淹性能较好的树种，如杨树、柳树、水杉等。

3. 植树方法

对于长江滩地，杨树的株行距一般为 3×8 米，柳树、水杉等的株行距一般为 2×6米，而对于湖滩型造林地，杨树的株行距则设定为 4×4 米或 4×5 米，柳树、水杉等的株行距设定为 2×3 米。

五、江苏省南京市水阳江水利血防工程

南京市地处江苏省长江段上游，受上游其他省份血吸虫病的影响较大，加之外来流动人口多，境内通江河道流域下游区域 2004 年以前连续几年均发生血吸虫感染病例，引起有关部门的高度重视。《全国血吸虫病综合治理水利专项规划报告（2004—2008年）》（修订本）中提出，在江苏省境内，结合血防开展河流治理的工程包括长江连江支堤、滁河、水阳江、长江南京河段 4 项，包含水阳江流域下游地区血防工程。江苏省南京市水阳江水利血防工程的实施，改造了水阳江工程范围内的钉螺孳生环境，有效遏止了疫情传播。

（一）工程建设范围

水阳江干流费家嘴段及运粮河段右岸，河道长为 5.95 千米，堤线长度为 6.34千米。

(二) 工程主要建设内容

(1) 堤防硬质化护坡：对水阳江干流费家嘴段右岸及运粮河右岸总长 6.34 千米堤防迎水面堤坡采用现浇混凝土硬质化处理，护砌底高程 5.2 米，顶高程 11.5 米，坡比 1：2.5，厚 10 厘米，下设 10 厘米厚碎石垫层及土工布各 1 层；高程 11.5 米以上堤坡设草皮防护。

(2) 局部堤防加固培厚：水阳江干流费家嘴段堤顶高程为 13.88 米，运粮河段堤顶高程为 13.75 米，堤顶宽均不小于 6.5 米。

(3) 堤身防渗处理：对干流右岸、运粮河右岸总长 5901 米的堤防采用多头小直径截渗墙处理，干流段墙顶高 13.1 米，运粮河段墙顶高 13.0 米，墙底高程为 −8.5~0.3 米，成墙厚度不小于 25 厘米。

(4) 堤顶防汛道路修复：道路总长 6.34 千米，净宽 6 米，采用 20 厘米现浇混凝土面层，下设 15 厘米厚二灰结石、15 厘米厚灰土各 1 层。

(5) 河道降滩清淤：对工程范围内河道内高于高程 5.2 米的河滩洲及圩埂进行降滩清淤处理。

(6) 拆除重建穿堤建筑物 2 座，拆除封堵穿堤建筑物 2 座，新建沉螺池 1 座。

第二节 城市江滩血防工程改造技术与流程

一、城市江滩血防工程详细流程

(一) 前期准备

1. 确定指导思想、明确防治原则

坚持"预防为主，标本兼治，综合治理，联防联控"的方针，采取因地制宜的方法，通过分段治理、综合管理来切实控制传染源，改善钉螺孳生环境，以达到压缩钉螺面积、降低钉螺密度的目的，从而有效控制血吸虫病的流行。

以《中华人民共和国传染病防治法》《中国防治血吸虫病国家标准》《国家血吸虫病防治条例》《湖北省血吸虫病防治条例》，以及《武汉市血吸虫病防治管理办法》等法律法规和《血吸虫病防治手册》等国家、省、市血防工作文件政策为依据，坚持政府主导，分级负责，部门协作。

2. 制定工作目标

压缩钉螺面积，降低长江计划改造江滩滩面钉螺密度，遏制长江计划改造江滩钉螺的上移趋势。

3. 制定评价指标及方法

(1) 工程效果评估，包括：

①工程量的完成情况评估；根据工程进度计划安排，在不同的时间节点评估工程完成情况。

②翻耕的深度评估：翻耕过程中，检测翻耕深度至少在 30 厘米。

③沟渠开挖评估：为避免积水，可开挖 20~30 厘米的小沟，以改变钉螺滋生环境。

（2）灭螺效果评价指标，包括：

$$钉螺死亡率（\%）= \frac{捕获死亡钉螺数}{捕获总螺数} \times 100\%$$

$$校正钉螺死亡率（\%）= \frac{灭后钉螺死亡率-灭前钉螺自然死亡率}{100-灭前钉螺自然死亡率} \times 100\%$$

$$活螺密度下降率（\%）= \frac{药物灭螺前活螺密度-药物灭螺后活螺密度}{药物灭螺前活螺密度} \times 100\%$$

判定标准：喷洒法和喷粉法的活螺密度下降率>80%，浸杀法的活螺密度下降率>95%；校正钉螺死亡率>80%；查不到感染性钉螺。否则，判为不合格，需重新开展查灭螺工作。

（3）过程评价指标，包括：

①工程前的螺情调查与灭螺：参照血吸虫病规范进行。

②工程完成后的灭螺效果评估：对进行过工程的地带，应在 15 天内对灭螺效果进行评估。

4. 撰写环境评价报告

（1）前期环境状况，包括：

①地理位置及周边环境；

②与本项目有关的原有污染情况及主要环境问题；

③项目所在地自然环境社会环境。

（2）改造中环境影响分析，包括：

①大气环境影响分析；

②水环境影响分析；

③声环境影响分析；

④固体废弃物环境影响分析；

⑤生态环境影响分析。

（3）改造后环境影响分析，包括：

①对陆生生物的影响分析；

②对水生生物的影响分。析

5. 明确卫生防护要求

为防止药物中毒，应避免在高温的状态下配药及施药，且必须穿戴必要的防护用品。喷洒药物时，应站在上风口位置，每天施药时间不超过 6 小时。施药后，应及时做好个人清洁卫生，及时更换衣服，及时清洗手、脸等暴露部分的皮肤及防护器上的药液。

6. 分析产业政策相符性

7. 分析项目建设社会效益

8. 安排进度计划

（二）工程实施

1. 钉螺调查

（1）系统抽样调查法：每隔一定距离设一检查点，每点检查 1 框（框大小为 0.1 平方米），检查点的间距根据环境大小、长短确定，一般 5~10 米检查 1 框。

（2）系统抽样结合环境抽查法：调查时将滩面全部长度，按 5~10 米等距离设框，若相邻两点均未查到钉螺，可在两点之间地段，选择钉螺容易孳生的环境再抽查 2 个框。

在检查点（框）内发现的钉螺要全部捕捉，以框为单位用纸袋装好，并记录该框的经纬度（使用 GPS 定位）、环境相片（手机留存）、只数，带回实验室解剖，观察死活、可疑阳性率等，并记录。

2. 表层除障

表层除障是指采用工程机械方法去除江滩滩面上寄生的各种高杆植物、丛生低矮植物的过程。长江滩面上芦苇大量繁殖，近地面还有大量的各种杂草，给药物灭螺以及后续的工程施工带来了极大的不便。依据《水利法》的要求，长江江滩防汛堤内的树木不得移动。因此，在城市江滩血防工程改造中，施工方应该采用相应的施工机械进行专门的滩面植物清除任务。

3. 滩面平整

滩面平整是指采用机械方法，科学地平整整个江滩滩面，从而达到内高外低（堤高江低）的要求，以便雨后、水浸后能快速达到水退坡干。在滩面平整中，整个江滩滩面的坡度不仅要达到相应的技术规范，还应将含有灭螺药物的表层土深埋并夯实，尤其要防止含水土质沉降。

4. 开新填旧

先将旧沟两岸的有螺草土铲去 10~15 厘米，推至沟底，清扫 1~2 遍，然后重新开挖新沟，将掘出的无螺土填入旧沟中，与滩面平齐，厚度至少 30 厘米，打紧夯实。填埋的有螺沟如水量较少，可不必先排水；如水量大，则应预先将大部分水排出。新旧沟的距离不宜小于 1 米，并避免新旧沟交叉或相接，防止旧沟的钉螺向新沟扩散。开沟标准间距为 100 米，结合地形条件可适当调整，并与原有排水沟相接。沟断面尺寸为：底宽为 1.5 米，沟深为 1.5 米，两侧边坡比为 1∶2，沟底坡比为 5∶1000。开新沟时，要错开旧沟，边线距离不小于 2 米。

5. 翻耕（种植）

在有螺地带，通过翻耕种植，可使钉螺孳生环境干燥、食物（如藻类、蕨类、苔藓等）减少，影响钉螺体内代谢障碍、能量枯竭、繁殖力下降，同时通过翻耕，可将钉螺压埋于土内，钉螺缺氧窒息，影响其交配产卵，导致其逐渐消亡。技术要点包括：平整土地、深耕细作、开沟沥水，做到水退滩干、雨停沟干，坚持每年耕种，翻耕深度在 15 厘米以上，用重耙横竖各耙一次，必须将整个芦苇地开垦，不留漏耕死角。

6. 土（沙）填埋

（1）在芦苇出土前，将无螺土覆盖在有螺的滩面，厚为 20 厘米左右，然后耙平，防止遗漏。有沙的滩地，可就地取材，用沉积的细沙掩埋钉螺。铺沙前，要将地面草渣、芦渣、树渣清除干净。铺沙时，必须厚度均匀，不留空白，全面铺到，最少要铺 10 厘米以上，对深一点的小沟、坑塘，可先用土埋平再用沙铺平。

（2）卷滩土埋：在有平滩的小塘及沟渠，可采用卷滩面有螺草土填埋的方法灭螺。方法是：从有水的岸边开始将有螺的草土铲下一层，卷堆到小塘及沟渠中，然后清扫铲去草土处 1~2 遍，再铲 1~2 层无螺土覆盖在堆放的有螺草土上，每层厚度至少 15 厘米以上，层层夯紧打实。

7. 药物灭螺

（1）灭螺药物：氯硝柳胺。

（2）灭螺方法，包括：

①喷洒法：按有效用药量称取药物加入定量水中，经搅拌均匀后进行喷洒，喷药要细致，速度快慢要一致；

②喷粉法：用 50% 氯硝柳胺乙醇胺盐可湿性粉剂 $2~4g/m^2$ 喷洒灭螺。

③缓释剂灭螺：用有效灭螺药物，与载体混合，放置水体或者浅土层，使有效成分缓慢释放，达到持久灭螺目的。较为有效的是黄沙混合氯硝柳胺及氯硝柳胺石膏砖。

药物灭螺在深耕前滩面清理完成后实施 1 次全覆盖；深耕后实施 2~3 次全覆盖，增加灭螺效果。

8. 特定区域相应功能修复与开发

在城市江滩的改造中，还有许多特定功能的场所，比如军用油库、备战通道、冬泳队、水文站和高尔夫球场等，应该针对这些特定区域采用相应的措施。

比如，在冬泳队休息区下游，为确保冬泳队员的安全健康，避免他们接触钉螺，在休息区可修建透水彩砖步道，道路总长 45 米、宽 2 米，路面下设 10 厘米厚水泥碎石稳定层。又如，在高尔夫球场，位于江堤之上，每天需要大量水浇灌球场草地，对应滩面的排水要求就明显高于其他区域，为此，可在滩面上新建一条与之平行的排水沟，以促进排水的需要。

9. 灭螺效果观察

灭螺 7~15 天后，对灭螺范围进行钉螺调查，将调查钉螺情况进行收集、整理、分析。然后，将调查获取的情况及数据与前期的钉螺情况及数据进行核查、比对，以验证查灭螺工作的完成效果。

10. 综合整治

在完成以上的功能要求以后,对于以前的工程隔离效果进行综合整治,其措施包括更新与维修警示牌、破旧隔离网的修复等。加强改造江滩有螺区域的综合管理,将疾控、城管、水利、水务、江滩管理办等部门每年集中在一起讨论综合治理方案,由疾控部门牵头建立一套长效的综合管理机制,多部门参与、协调合作,共同参与血吸虫防治工作,对于上一年的工作进行查漏补缺。

（三）结果评估

1. 工程施工评估

（1）重要工序及分项、分部工程质量认证情况;

（2）工程质量缺陷、施工过程中的质量问题的整改复查情况;

（3）对工程竣工资料的审查意见;

（4）对工程总体重及重要部位的安全及使用功能评价,对施工单位竣工报告的审查意见,具体为:

①施工过程中,施工项目能按照相关的施工规范或验收规范进行施工,施工方进行了自检,监理同时进行了抽检,从检验结果评价工程质量均按照设计要求控制,符合设计要求,总体质量合格。

②施工单位的竣工报告实事求是,反映实际情况。

2. 查灭螺效果评估

钉螺调查:按照《中华人民共和国血吸虫病防治技术规范》要求,对江滩血防治理工程所属江滩采用环境抽样+系统抽样 GPS 定位的方法进行了土方工程施工前的钉螺本底情况摸底调查;并在江滩土方施工的前中后期采用环境抽样的方法进行了4次钉螺调查。对所捕获的全部钉螺按站、框进行计数、解剖。

评估施工过程中,施工单位是否按照施工规范和验收规范进行施工,需要监理方进行全程监理,检查验收结果;查螺灭螺工程需符合设计和验收规范要求,管理资料、质量保证资料和工程验收记录资料应齐全。

3. 监理评估

监理部实行总监负责制。监理人员进场后,根据设计图纸和规范要求,项目监理编制了《监理规划》,并分别报业主及施工单位,在工地会议上,项目总监进行监理工作交底,明确工程监理任务范围、监理程序、监理机构及监理要求等。

二、城市江滩血防工程现场工作开展

下面以城市江滩某次血防工程现场为例,介绍现场工作的开展情况。

（一）查螺和风险评估

在确定查螺路径之后,每间隔10米以标准查螺框进行查螺,对于查螺的0框点进行标准定为,并对钉螺收纳袋标记注明钉螺数目。之后将数据收集上报,由血防风险评估专家对螺情开展专家讨论会。

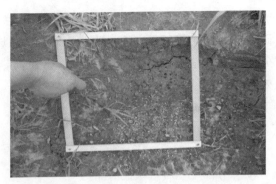

图 4-1　用标准查螺框进行查螺

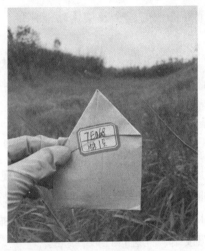

图 4-2　对查螺的框点进行定位编号并注明钉螺数目

（二）工程治理

在工程治理阶段，使用如挖掘机等器械在江滩进行作业，使滩面形成外高内低的坡度，最后形成平整的滩面。

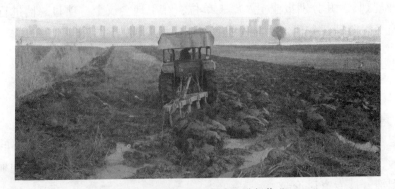

图 4-3　挖掘机在江滩滩面进行作业

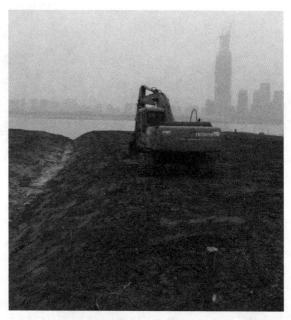

图 4-4　挖掘机将滩面作业形成外高内低的坡度

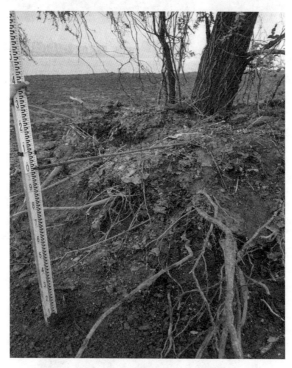

图 4-5　有螺土层剥离厚度（1 米）

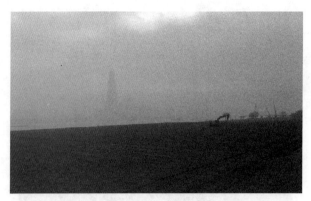

图 4-6　工程整治后平整的滩面

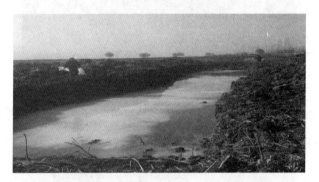

图 4-7　工程施工中对深坑再次进行药物灭螺

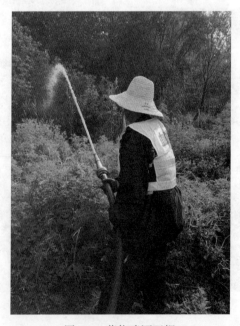

图 4-8　药物喷洒灭螺

（三）药物灭螺

在灭螺阶段，对深坑再次进行药物灭螺。

第三节　江滩灭螺技术创新

一、背景

江夏区属湖沼洲滩型血吸虫病流行区。全区历史累计有螺面积 2429.10 万平方米（36436 亩），累计查出病人 5045 人，累计查出病牛 722 头，历史上血吸虫病疫区村感染率最高为 25.51%，耕牛的感染率为 13.39%。曾是全省 23 个血吸虫病流行重疫区市、区、县之一，也是全国 110 个血吸虫病流行尚未控制的市、区、县之一。经过近 60 年不懈努力，江夏区血吸虫病防治工作逐步提升，2007 年达到国家血吸虫病疫情控制标准；2011 年达到国家血吸虫病传播控制标准；2017 年达到国家血吸虫病传播阻断标准。

二、现状

长江及金水河水系相通，江滩植被繁茂，杂草丛生，有利于钉螺孳生，加之地形复杂，钉螺分布点多、散、广，极易向周边扩散。受长江上游螺情及长江水位上升倒灌对金水河的影响，多年来垸外钉螺只能在药物的控制下，钉螺密度才有所下降，不出现阳性钉螺。目前，江夏区有螺面积 165.07 万平方米，主要分布在 53 公里长江沿线，4 处易感地带 14.27 万平方米也全部集中在长江及金水河沿线，血防形势依然十分严峻。

根据"十年送瘟神"战略目标，江夏血防与时俱进，结合本区现状不断探索创新灭螺方法，提高科学防治力度。2014 年，江夏区血防邀请区农机局专家共同对有螺环境进行了现场勘察，经研究，投资 8 万余元，选购了一台 CFG754A 型拖拉机，配备 1.5 米秸梗还田机，组成新型灭螺除障机，用于灭螺前的清障，并在重疫区的金口江边正式投入试行，效率提高 90% 以上。2016 年，受荆州区"灭螺神器"启发，江夏血防在引用"灭螺神器"后，结合本区实际，经过多次改良，最终将灭螺机改造成适应新环境下高效灭螺机械，灭螺效果和灭螺效率均得到极大提高，活螺平均密度下降为 85% 以上，此举得到省、市专家一致好评和推广。

三、创新目的

（1）灭螺除障机不仅可以快速全面进行除障，而且还能降低费用成本，减少劳动时间和强度，提高大面积的查螺和灭螺工作效率。

（2）利用江滩水利资源，运用机械转动和洒水车原理科学灭螺，提高大面积洲滩灭螺效果。

四、江滩喷洒灭螺主要步骤

（一）灭螺机构造

灭螺机主要是 3.7QML-2 型灭螺机，两头分别接喷药管和转水管，喷药管和转水管各有一个带控制阀的分水管，这些分管与药箱连通，当泵工作时，能向药箱内自动加水稀释药物，也能将药箱内稀释后的药物自动调配喷出。大面积滩地喷洒灭螺时，需增加人员移动输水管，因此，一个灭螺组通常需要 6~12 人。

（二）操作规程

（1）组织灭螺专业队，灭螺前进行钉螺分布特点、药物特性、灭螺方法、操作要点、灭螺质量要求等方面的培训，同时应尽量保持灭螺人员的相对稳定。

（2）灭螺前，做好灭螺器械的维护，对所有灭螺机进行常规检修，确保灭螺时机器正常运转。

（3）灭螺步骤如下：

①遵循水系分片，先上游、后下游，由近及远，先易后难的原则，事先确定灭螺计划，包括时间、螺点、灭螺面积、药量、人员、车辆。

②按照 GPS 查到钉螺的定位导航找到螺点，找好灭螺点附近的水源。对于草深和灭螺有障碍的环境，先进行拖拉机除障。灭螺前，留存一张照片做效果对比。

③灭螺结束后 1~2 周内进行灭螺效果考核，为了防止钉螺扩散，根据灭螺现场考核情况，适当扩大面积，并进行 1~2 次重复灭螺，直至灭螺效果考核达到要求。灭螺后，留存一张照片，并将相关灭螺信息及时录入螺点查灭螺及效果考核明细表，做好资料保存。

注意事项：在开展药物灭螺工作前，通过广播、告示等形式，提前 7 天通知当地群众了解灭螺时间和范围，以便做好相应的防范措施。

五、灭螺设备、技术和流程的创新

（一）灭螺机喷药管及接口的改良

原始喷药管长为 30 米，管直径为 23 毫米。优点：方便拉管，携带；缺点：喷药压力小，扬尘距离短（才 5 米），喷药量小，管细，容易发生破裂。

第一次改良：换了直径 50 毫米、长度 20 米的塑料线管和接头。优点：喷药压力大、喷药扬尘约 30 米；喷药量大，29 秒喷完一桶，达到 4.55 千克/秒；管身不容易破裂损坏。缺点：灭螺时，喷药管太重，不容易携带、拉管，人员体力消耗过大。

第二次改良：换了直径 35 毫米、长度 25 米的塑料线管和接头。改良后，喷药扬尘长为 25 米左右，38 秒喷完一桶，达到 3.47 千克/秒，管身不容易破裂损坏，灭螺方便拉管、携带。这是目前最合适灭螺的喷药管了，既有高压力的喷药效果，可以直接喷洒植被根部，也易携带、拉管，人力消耗适中。

氯硝柳胺用药量：2 克/平方米。

搅药桶：直径 0.58 米，高 0.5 米。

桶容积：（0.29×0.29×3.14）×0.5＝0.132 立方米。

50 毫米管子：0.00455 立方米/秒，4.55 千克/秒。

35 毫米管子：0.00347 立方米/秒，3.47 千克/秒。

23 毫米管子：0.00205 立方米/秒，2.05 千克/秒。

（二）二次转水法创新灭螺

如果水源离需要灭的螺点很远，将一台灭螺机改装成抽水机抽取水源，然后按照距离长短，连接多卷消防的转水管，直到螺点附近。把水源抽到搅药桶里，按有效用药量，取药加入定量水桶内拌匀后进行喷洒。比如，桶内水量为 100 千克，用 50%氯硝柳胺可湿性粉剂 2 克/平方米，则需加药 200 克，灭螺面积为 100 平方米。消防管每卷 20 米，加上喷药管长度 25 米，喷洒扬尘 20 米左右，最远距离可以灭到距离水源 300 米左右的位置。

（三）双枪灭螺法的改良

以往在船上灭螺，只有一台灭螺机、一个喷洒枪头开展喷洒灭螺，效率非常低。船的空间有限，管子很长，非常占位置。现在改用两台灭螺机，共用一个搅药桶，两个喷洒枪头同时开展灭螺工作，把 35 毫米喷药管改成了直径 50 毫米、管长 10 米的喷药管，这样喷药压力大，喷洒射程长，喷药量大，大大提高了小空间灭螺的效率，且使用轻松，携带方便。

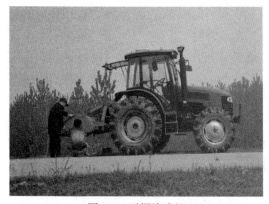

图 4-9 灭螺除障机

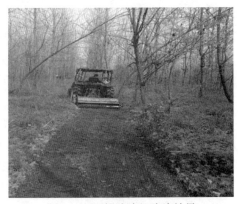

图 4-10 灭螺除障机除障效果

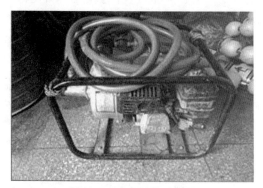

图 4-11 改良后的灭螺机

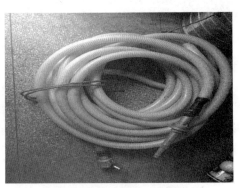

图 4-12 改良后的灭螺管

六、实际效果

（1）灭螺除障机对江滩的芦柴、杂草、藤类等滩面植被能够一次作业完成灭茬、旋耕、起垄、镇压为一体的灭螺前清障工作，1天单机清障面积达到10余亩，1个小时的工作量相当于人工20个小时的工作量，工作效率提高90%以上。

（2）改良后的灭螺机更方便、省时、省力，且结构简单、重量轻、喷水量大、冲力足、射程远，特别适用于洲滩灭螺场合。在离水源较远的地方用二次转动方式进行灭螺，灭螺效果达85%以上。

第四节　武汉市"两江四岸"江滩血防工程改造

一、汉口江滩

（一）汉口江滩概况及工程改造背景

汉口江滩，位于湖北省武汉市江岸区，长达8.45公里，面积160万平方米，与沿江大道景观相邻，与武昌黄鹤楼景区相望，与长江百舸争流相映，构成武汉市中心区独具魅力的景观中心，是武汉市著名的风景游览胜地。在武汉三镇的水景中，武汉江滩可谓是这座滨江城市中一道最美丽的风景。然而，长江江岸段江滩为历史有螺环境，自1984年首次发现钉螺后，螺情反复，血吸虫感染事件时有发生。

1998年，洪水退去后，两江江滩一片狼藉，武汉市政府听取各方面建议后，决定将防洪、整治、休闲结合起来，改造形成大面积的可供市民休憩的观江平台和具有滨江特色的城市中心景观区。

2001年10月，随着武汉沿江大道整治工程完工后，江滩改造一期工程正式启动，从武汉客运港至粤汉码头长1.04公里，绿地面积14公顷，一年后竣工。江滩整治二期从粤汉码头至长江二桥，2002年开始进行吹填，于2003年9月28日对市民开放，形成3.4公里长的"绿化滨江长廊"。江滩三期与四期工程在随后继续向下进行到后湖船厂，于2006年完成，长度达3.6公里，超过了江滩一、二期之和。

然而，据近年监测显示，汉口江滩段螺情有所回升，并呈逐步向上游发展的趋势。为有效控制螺情，2015年5月，武汉市江岸区卫生计生委、疾控中心、建筑公司、水科院以及武汉大学等多部门在汉口江滩实施了血防工程整治，整治范围为从三峡石广场至长江二七大桥。

鉴于缺乏相关的历史工程数据，项目各方经过大量的专家咨询和研讨，查阅了江滩的历史资料，经讨论后，咨询了江滩管理办公室的相关要求，制定出"表层除障、药物灭螺、滩面平整、沟渠填旧挖新、整修和新建隔离道、特定区域（比如军用油库、备战通道、冬泳队水文站活动区域）相应功能修复与开发（健康步道）以及综合整治"等一系列的工程工艺要求，并提出了相应的指标（详见本章第二节）。

血防初步工程标准经专家论证后，依据标准形成了江滩血防综合整治工程项目书，对江滩地区一期和二期进行工程改造。工程改造后,对工程效果进行了评估,对螺情结果进行了持续监测,验证工程标准的实施结果。

(二) 工程改造与评估

1. 工程改造概况

(1) 工程改造。汉口江滩血防工程改造范围从三峡石广场到二七长江大桥下。具体如下:

表4-1 血防工程改造工程量统计

施工项目	一期工程	二期工程	合计
工程量(万平方米)	30.55	56.66	87.21
表土填埋(万立方米)	6.11	11.33	17.44
表层翻耕填埋(万立方米)	30.55	21.53	52.08
旧沟填埋(条)	3	8	11
新沟开挖(条)	8	15	23
血防步道(个)	0	2	2
警示牌(个)	0	15	15

一期工程整治主要整治江滩2.7千米,整治面积30.55万平方米。主要完成表土剥离填埋6.11万立方米,表土覆盖30.55万平方米,土方开挖7.18万立方米。滩面表层除障后,芦苇与杂草得以铲除,药物灭螺,表土剥离后,滩面得到平整;江滩沟渠的填旧挖新等工程措施按照实施方案有效开展作业,共开挖新沟渠13条。整个滩面形成了不利于钉螺孳生的环境。

二期工程整治主要完成整治面积56.66万平方米,表土覆盖11.33万立方米,机械挖表层土方10.20万立方米,表土回填11.33万立方米;挖沟坑槽土方11.33万立方米;开挖新沟15条,共计工程量1.66万立方米;水泥稳定碎(砾)石基层266平方米;人行道块料铺设190平方米;安砌侧(平、缘)石190米;警示牌15个;机械挖土深度超过设计深度0.2米(原现状同于江水冲刷造成靠江边一侧高于江滩一侧,由于修坡,使本工程量增加较多)共80.98万立方米。

(2) 药物灭螺。工程整治前后,由江岸区疾病控制中心组织专业灭螺技术人员对江滩整个滩面进行了药物灭螺。

灭螺工作中,将灭螺技术人员分为两组。各灭螺组人员在项目实施前、实施过程中和实施后期分别进行5次药物灭螺。药物灭螺时,按照50%氯硝柳胺乙醇胺盐可湿性粉剂用量为2克/平方米的标准,有效剂量、喷液量、母液与出水量的比例合理配制喷洒药物,喷洒时速度保持均匀一致,滩面没有漏喷现象。

2. 工程改造评估

在工程改造前后,测量工程技术标准所要求的指标,对工程效果进行评估。

（1）滩面评估结果。江滩一期工程整治项目中，工程整治前后分别对江滩滩面技术指标进行测绘。结果显示，一期工程整治前，旧的滩面数据缺失，新的滩面形成坡度符合工程整治的设计要求。一期评估过程中未对滩面的平整度以及压实度进行测定。

表4-2 江滩一期新旧滩面指标统计表

指标	测量点（N）	测量次数	旧滩面		新滩面	
			$\bar{x}\pm S$	min~max	$\bar{x}\pm S$	min~max
高程（米）	17	2	—	—	20.98±0.33	20.43~21.54
高程差（米）	17	2	—	—	2.07±0.37	1.26~2.55
坡度（%）	17	2	—	—	1.99±0.76	0.99~3.35

江滩二期工程整治项目中，工程整治前后分别对江滩滩面进行指标测绘，二期工程整治后新的滩面数据与旧滩面对比可知，新的滩面高程差增大，形成的坡度也变大，经统计学检验，$P<0.05$，差异具有统计学意义。新的滩面形成坡度符合工程整治的设计要求。二期评估过程中未对滩面的平整度以及压实度进行测定。

表4-3 江滩二期新旧滩面指标统计表

指标	测量点（N）	测量次数	旧滩面		新滩面		t
			$\bar{x}\pm S$	min~max	$\bar{x}\pm S$	min~max	
高程（米）	13	3	20.5±0.34	20.08~21.21	20.4±0.36	20.02~21.00	1.638
高程差（米）	13	3	1.7±0.76	0.70~2.70	2.5±0.32	2.03~1.69	4.330*
坡度（%）	13	3	0.94±0.79	0.02~2.87	1.26±0.59	0.73~2.07	4.638*

注：* $P<0.01$。

江滩一、二期工程整治后，对整治后滩面指标进行统计分析。结果显示，工程改造过程中测量滩面的坡度均已达标。

表4-4 江滩工程整治后滩面的技术指标测定结果

指标	一期整治后滩面		二期整治后滩面		均值
	$\bar{x}\pm S$	min~max	$\bar{x}\pm S$	min~max	
高程（米）	20.4±0.36	20.02~21.00	20.98±0.33	20.43~21.54	20.70
高程差（米）	2.5±0.32	2.03~1.69	2.07±0.36	1.26~2.55	2.25
坡度（%）	1.26±0.59	0.73~2.07	1.99±0.76	0.99~3.35	1.66

（2）沟渠评估结果。江滩一期工程改造后沟渠的测量结果显示，整治后新沟的平均长度、沟底宽度及沟底宽度（部分指标数据缺失）均有所提高，经统计学检验，差异具有统计学意义，$P<0.05$。新开挖沟渠均符合工程整治的设计要求。

表 4-5 　　　　　　　　　　江滩一期新旧沟指标统计表

指标	沟的数量	测量次数	旧沟		新沟		t
			$\bar{x}\pm S$	min ~ max	$\bar{x}\pm S$	min ~ max	
长度（米）	8	3	71.8±24.2	34~101	114±30.9	78~170	−2.620*
沟顶宽（米）	8	3	2.1±0.5	1.5~2.8	7.2±1.8	4.8~11.0	−6.100*
沟深（米）	8	3	—	—	2.2±0.6	1.6~3.5	—
高程差（米）	8	3	—	—	1.2±0.5	0.5~1.9	—
边坡系数	8	3	—	—	1.3±0.3	0.9~1.8	—
土方量（立方米）	8	3	—	—	1144.8±605.7	529.6~2446.4	—
沟底宽（米）	8	3	1.1±0.2	0.8~1.4	1.6±0.4	1.1~2.3	−2.522*
沟底坡（%）	8	3	—	—	1.2±0.6	0.4~1.7	—
沟底高程（米）	8	3	—	—	18.7±0.6	17.6~19.6	—

注：* $P<0.05$。

江滩二期工程整治项目中，工程整治前后分别对江滩滩面原有的旧沟和新开挖的新沟进行指标测绘。由结果可知，江滩二期工程整治后新沟的平均长度、沟底宽度、沟深、高程差、边坡比、土方量及沟底坡的平均数值均有所提高，沟底宽度和沟底高程平均数值均有下降，经统计学检验，长度、高程差、沟底宽、沟底坡和沟底高程的指标数值差异具有统计学意义，$P<0.05$。江滩二期新开挖沟渠符合工程整治的设计要求。

表 4-6 　　　　　　　　　　江滩二期新旧沟指标统计表

指标	沟的数量	测量次数	旧沟		新沟		t
			$\bar{x}\pm S$	min ~ max	$\bar{x}\pm S$	min ~ max	
长度（米）	15	4	174±1.0	173~175	215±58.3	166~360	−2.726*
沟顶宽（米）	15	4	4.2±0.3	4.0~4.6	5.3±1.5	2.4~8.2	−1.476
沟深（米）	15	4	1.1±0.3	0.7~1.4	1.3±0.3	0.8~2.2	−1.286
高程差（米）	15	4	0.9±0.5	0.6~1.6	2.3±1.4	0.7~4.9	−3.329*
边坡比	15	4	1.1±0.3	0.9~1.5	1.6±0.8	0.5~2.9	−1.162

续表

指标	沟的数量	测量次数	旧沟 $\bar{x}\pm S$	旧沟 min～max	新沟 $\bar{x}\pm S$	新沟 min～max	t
土方量（立方米）	15	4	584±217.5	367.4～820.5	952±370.3	270.2～1160.6	−1.880
沟底宽（米）	15	4	2.0±0.2	1.9～2.3	1.5±0.3	1.0～2.2	3.195*
沟底坡（%）	15	4	0.5±0.3	0.3～0.9	1.0±0.5	0.4～1.6	−2.188*
沟底高程（米）	15	4	19.7±0.7	18.9～20.3	19.0±0.4	18.1～19.8	2.409*

江滩一、二期工程整治后，对整治后滩面指标及排水沟指标进行统计分析；结果显示，工程改造过程中测量沟渠的沟底宽、沟深、边坡比均已达标。

表4-7　　　　　　　江滩工程整治后新沟的技术指标测定结果

指标	一期 $\bar{x}\pm S$	一期 min～max	二期 $\bar{x}\pm S$	二期 min～max	均值
长度（米）	114±30.9	78～170	215±58.3	166～360	180.3
沟顶宽（米）	7.2±1.8	4.8～11.0	5.3±1.5	2.4～8.2	6.0
沟深（米）	2.2±0.6	1.6～3.5	1.3±0.3	0.8～2.2	1.6
高程差（米）	1.2±0.5	0.5～1.9	2.3±1.4	0.7～4.9	1.9
边坡比	1.3±0.3	0.9～1.8	1.6±0.8	0.5～2.9	1.5
土方量（立方米）	1144.8±605.7	529.6～2446.4	952±370.3	270.2～1160.6	1019.3
沟底宽（米）	1.6±0.4	1.1～2.3	1.5±0.3	1.0～2.2	1.5
沟底坡（%）	1.2±0.6	0.4～1.7	1.0±0.5	0.4～1.6	1.1
沟底高程（米）	18.7±0.6	17.6～19.6	19.0±0.4	18.1～19.8	18.9

（3）综合评估结果。江滩一期与二期工程改造后，整个滩面无高杆植物与杂草，滩面平整且形成堤高江低的坡度。对滩面和沟渠的相应指标进行测量，结果显示，整治后的滩面与沟渠指标均符合设计要求。

3. 工程改造前后螺情对比分析

对工程改造前后的螺情进行监测，评估工程改造的灭螺效果，验证初步标准的实施对于钉螺的控制效果。

（1）江滩一期螺情检测结果。本次评估工程整治后的灭螺效果，在综合整治前、中、后期共在江滩一期进行了4次螺情监测，监测总面积为110.42万平方米，其中有螺面积为4.11万平方米，调查钉螺19132框，其中有螺框为221框，共捕获钉螺720只，其中活螺数为653只，有螺框出现率为1.16%，钉螺平均密度为0.034只/0.11平方米,最高密度为 29 只/0.11 平方米,调查中没有发现阳性钉螺。四次螺情调查中,只有在江滩综合整治前的基线调查中查到了钉螺。螺情监测结果显示,整治后的江滩,由于消除了钉螺滋生的环境,加之反复多次的药物灭螺,未能查到钉螺,说明工程防治初显成效。

表 4-8　　　　　　　　　　江滩一期血防综合整治过程中螺情监测结果

查螺次数	查螺面积(平方米)	有螺面积(平方米)	调查框数(框)	有螺框数(框)	有螺框出现率(%)	捕螺总数(只)	活螺(只)	钉螺平均密度(只/0.11平方米)	钉螺最高密度(只/0.11平方米)
第一次	306000	41125	3995	221	5.53	720	653	0.163	29
第二次	306000	0	5960	0	0	0	0	0	0
第三次	186200	0	3302	0	0	0	0	0	0
第四次	306000	0	5875	0	0	0	0	0	0
总计	1104200	41125	19132	221	1.16	720	653	0.034	29

(2)江滩二期螺情检测结果。本次评估工程整治后的灭螺效果,在综合整治前、中、后期共在江滩二期进行了 4 次螺情监测,调查钉螺面积 193.84 万平方米;查螺 23591 框。其中,在土方工程施工前,调查钉螺 599800 平方米;查螺 6091 框,有螺 482 框;有螺框出现率 7.91%;查出有螺面积 446300 平方米;解剖钉螺数 1977 只,其中活螺 1850 只;钉螺平均密度 0.325 只/0.11 平方米,最高密度为 28 只/0.11 平方米;调查中没有发现感染性钉螺,四次螺情调查只有在项目整治前的基线调查中查到了钉螺,综合整治过程中及整治后的钉螺调查结果均未发现钉螺。江滩综合整治实施后,经过对江滩芦苇等高杆植物进行铲除、药物灭螺、江滩翻耕、填旧开新等措施,在整治过程中及整治后期对钉螺的调查结果并未发现有钉螺,整治效果较好。

表 4-9　　　　　　　　　　江滩二期血防综合整治过程中螺情监测结果

查螺次数	查螺面积(平方米)	有螺面积(平方米)	调查框数(框)	有螺框数(框)	有螺框出现率(%)	捕螺总数(只)	活螺(只)	钉螺平均密度(只/0.11平方米)	钉螺最高密度(只/0.11平方米)
第一次	599800	446300	6091	482	7.9	1977	1850	0.325	28
第二次	599800	0	9800	0	0	0	0	0	0
第三次	599800	0	5600	0	0	0	0	0	0
第四次	139000	0	2100	0	0	0	0	0	0
总计	1938400	446300	23591	482	7.9	1977	1850	0.325	28

（3）总体螺情变化。综合江滩一期与二期螺情监测结果可得，工程整治前的一次螺情监测发现，有螺框出现率 6.97%，钉螺平均密度 0.248 只/0.11 平方米，工程整治过程中以及工程整治后又分别进行三次螺情监测，均未发现钉螺。工程改造的灭螺效果立竿见影。

（三）工程维护与评估

汉口江滩在实施血防工程灭螺后，达到了极好的钉螺控制效果。但是，经过对江滩持续一年的观察发现，由于长江水势和受上游地带钉螺的影响，工程改造后的工程效果发生变化，滩面坡度被破坏，杂草芦苇等植被重新孳生，沟渠部分发生塌陷，并且洪涝灾害后的钉螺调查显示，钉螺的控制效果没有得到持续性的维持，螺情有所反复。有研究对于工程后续维护的作用做了对照研究，调查发现，开展持续维护的地点既无损坏，又无杂草生长，仍保持不适宜钉螺孳生的状态，而未开展持续维护的环境沟渠内杂草生长、淤泥堆积，又形成了适合钉螺孳生环境。由此可见，加强对血防工程的后续管理，对提高和延长工程灭螺的效果非常重要。

因此，为了达到持久性的钉螺传播控制效果，江岸区疾病预防控制中心对已有的血防工程进行维护。维护仍然依照工程改造制定的初步标准进行。

1. 工程维护概况

江岸江滩血防治理工程后期维护项目位于长江江滩，总工程维护面积为 824300 平方米。本次项目施工是在原有工程改造的基础上，进行滩面表层除障、表层土翻耕、表层土夯实和沟渠清理。

经工程量统计，工程维护项目在汉口江滩三峡石广场至长江二桥段共完成表层除障 305500 平方米，表层土翻耕：305500 平方米，沟渠清理维修 1081 立方米，表土机械压实 305500 平方米，防浪林表层人工除障、翻耕、压实，三项工程作业面积均达到 27120 平方米。

长江二桥至二七长江大桥段共完成表层除障 518828 平方米，表层土翻耕 518828 平方米，沟渠清理维修 2756 立方米，表土机械压实 518828 平方米，防浪林表层人工除障、翻耕、压实，三项工程作业面积均达到 37704 平方米。

沟渠清理维护主要是以现有沟渠为基础，清理沟壁杂草芦苇及坍塌的部分，疏通沟渠出水口，保持沟渠坡度，做到水流通畅，不允许沟内积水。沟渠清理后需满足：沟壁与沟底平整无杂草，沟断面尺寸为：沟底宽 1.5 米，沟深 1.5 米，两侧边坡系数 1.2～1.5，沟底坡度大于 1/200。

2. 工程维护评估

工程维护项目结束后，武汉大学健康学院课题组对工程维护的效果进行了全面的评估，判断工程结果与标准的符合情况。

评估课题组成员采用现场勘察法，邀请湖北省疾病预防控制中心、武汉市疾病预防控制中心、武汉市江滩办、江岸区卫计委（现为卫健委）、江岸区疾病预防控制中心等组成血防专家和相关技术人员小组，到江滩江岸段进行现场实地考察勘探，评估工程维护的整体效果，对以往江滩螺情监测过程中发现的钉螺密集地带的地理位置、土壤翻耕效果及钉螺滋生的周边环境做详细勘察。同时，武汉大学健康学院课题组成员在施工过程中以及施工完成后多次深入工地进行现场勘查，对工程维护的各项指标进行动态的监测，了解工程进度及施工是否符合项目实施方案要求。

对工程维护效果进行评估的结果如下：

（1）滩面评估结果。评估滩面维护的结果时，在江滩维护工程施工范围内，采用系统抽样的方法，从起点位置长江二七桥，到终点位置之间江滩大舞台，每间隔500米选取一个测量点，共有11个测量点，分别记为T_1~T_{11}。对于同一测量点的滩面，分别在工程施工前、施工过程中及施工后进行三次测量，动态观察滩面各项指标的变化。测量结果如下：

工程维护后，滩面的高程差平均为1.597米，大于维护前的1.106米，经配对t检验得$P<0.05$，差异具有统计学意义。工程维护后，滩面高程差增大。

工程维护后，滩面的平整度平均为25.696毫米，小于维护前的27.065毫米，经配对t检验得$P>0.05$，差异无统计学意义。工程维护后，滩面平整度无变化。

工程维护后，滩面的土壤压实度平均为0.623，小于维护前的0.791，经配对t检验得$P<0.05$，差异具有统计学意义。工程维护后，滩面土壤压实度减小，未达到标准。

表4-10 血防工程维护前后滩面指标对比

时期	高程差（米）	平整度（毫米）	土壤压实度
维护前	1.106 ±0.778	27.065 ±4.955	0.791 ±0.077
维护后	1.597 ±0.609	25.696 ±3.932	0.623 ±0.070
t	2.766	−1.954	−13.800
P	0.020	0.057	<0.001

（2）沟渠评估结果。工程维护后，沟渠的沟顶宽平均为6.318米，大于维护前的5.141米，经配对t检验得$P<0.05$，差异具有统计学意义。工程维护后，沟渠沟顶宽增大。

工程维护后，沟渠的沟底宽平均为1.734米，大于维护前的1.727米，经配对t检验得$P>0.05$，差异无统计学意义。工程维护后，沟底宽无变化，达到工程改造的标准。

工程维护后，沟深平均为1.243米，大于维护前的1.162米，经配对t检验得$P>0.05$，差异无统计学意义。工程维护后，沟深无变化，没有达到1.5米的标准。

工程维护后，沟渠边坡系数平均为1.667，大于维护前的1.174，经配对t检验得$P<0.05$，差异具有统计学意义。工程维护后，沟渠边坡系数增大，但是平均略大于标

准上限 1.5。

表 4-11   血防工程维护前后沟渠指标对比

时期	沟顶宽（米）	沟底宽（米）	沟深（米）	边坡系数
维护前	5.141 ±1.744	1.727 ±0.548	1.162 ±0.596	1.174 ±0.782
维护后	6.318 ±1.968	1.734 ±0.538	1.243 ±0.408	1.667 ±0.263
t	8.091	0.114	1.374	−3.660
P	<0.001	0.910	0.172	<0.001

（3）综合评估结果。江滩综合治理工程结束以后，经过一年自然变化和洪水的影响，江滩的工程效果被部分破坏。通过工程维护，江滩的工程效果得到恢复。根据工程维护的前后对比分析可知，工程维护后江滩整体面貌得到大幅度改变。滩面表层的植被被清除，整个滩面均完成了表土剥离翻耕，滩面坡度亦得到提高，形成了水退滩干的地理形势。沟渠内的杂草等植被得到清除，塌方部分重新修正，整个沟渠被重新疏通，沟底宽度、沟深以及边坡系数多数达标，保障了沟渠的排水的功能，提高了沟渠边坡的稳定性。

但是，维护中有部分方面存在异性的缺陷。工程维护以后，滩面的压实度有所减小，且没有达到标准，反映了滩面在压实作业方面还存在不足。

总体而言，江滩维护的效果较明显，滩面芦苇与其他植被被清除，滩面和沟渠外观得到改善，指标基本达标，整体评估效果合格。

3. 工程维护前后螺情对比分析

2016 年入夏以来，受"厄尔尼诺"影响，我国大部分地区出现持续大雨甚至暴雨天气，导致多地遭受严重洪涝灾害。2016 年 6 月 30 日至 7 月 4 日期间，湖北全省地区普降暴雨到大暴雨，局部地区遭遇特大暴雨，整个地区遭受洪水灾害，武汉周降雨量更是突破历史记录最高值，6 月 30 日 20 时至 7 月 6 日 15 时累计雨量 574.1 毫米，突破 1991 年 7 月 5 日至 11 日 7 天内雨量 542.8 毫米的记录。

为了对洪灾后螺情及其变化进行及时掌握，针对螺情调查结果为洪灾后的灭螺工作提供数据支持，以及采取以健康宣教等措施预防血吸虫病感染，为血吸虫病防治提供有效支持，江岸区疾病预防控制中心在江岸区后湖、谌家矶、江滩、朱家河等地进行了螺情调查，并对江滩工程改造地区进行了重点监测。

由于工程改造已有 1 年时间，加之洪水的影响，工程改造效果受到影响。为了巩固工程灭螺的效果，2016 年年底，江岸区疾病预防控制中心实施了工程维护项目。为了持续监测螺情，同时评估工程维护后的螺情变化，2017 年春季，江岸区疾病预防控制中心再次对江滩地区螺情进行了监测。对比工程维护前后螺情监测结果，评估工程标准的实施对于控制钉螺孳生的效果。

（1）工程维护前螺情监测结果。2016 年秋，江滩地区螺情监测起点经纬度为 30°41′28.79″北、30°41′28.79″北、终点经纬度为 30°40′57.16″北，114°22′40.57″东。共调查面积 2246848 平方米；查螺 3565 框，有螺 75 框，有螺框出现率 2.10%。此次螺情监测查出有螺面积 887735 平方米；捕螺总数 319 只；钉螺最高密度 16 只/0.11 平方米；解剖钉螺数 319 只，其中活螺 110 只；钉螺平均密度 0.031 只/0.11 平方米；未发现血吸虫病感染性钉螺，钉螺感染率为 0，感染螺平均密度 0 只/0.11 平方米。

将汉口江滩 2016 年秋季螺情与江滩工程整治之前进行对比，范围包括二七街、新村街和永清街，结果显示，整治后有螺面积为 198500 平方米，有螺面积下降了 59.28%；整治后有螺框出现率为 2.56%，有螺框出现率下降了 63.27%；整治后捕获钉螺 203 只，捕获钉螺数量下降了 92.47%；整治后钉螺平均密度 0.054 只/0.11 平方米，钉螺平均密度下降了 79.77%。江滩工程整治以后螺情显著降低，说明虽然工程效果由于各方面影响有所下降，但是对于钉螺孳生的控制作用依然显著。

表 4-12　　　　　　　　　　　江滩工程整治前后螺情变化表

指标	整治前	整治后	螺情下降率（%）
有螺面积（平方米）	487425	198500	59.28
有螺框出现率（%）	6.97	2.56	63.27
捕获钉螺数量（只）	2697	203	92.47
钉螺平均密度（只/0.11 平方米）	0.267	0.054	79.77

（2）工程维护后螺情监测结果。工程维护后，江滩维护的效果明显，滩面芦苇与其他植被被清除，表土完成了翻耕，滩面得到平整，排水沟区得以翻新维护，钉螺孳生环境的控制效果得到了有效改善。2017 年春季螺情监测结果显示，工程维护对于钉螺孳生的控制效果显著，螺情相较于工程维护前又有所下降，具体螺情结果如下：

2017 年春季江滩地区查螺起点经纬度为 30°35′17.33″北、114°17′56.29″东，终点经纬度为 30°41′22.69″北、114°21′4.89″东。江滩地区共调查钉螺面积 374500 平方米，查出有螺面积 424465 平方米，查螺 10495 框，有螺框 44 框，有螺框出现率 0.42%；捕螺钉螺总数 71 只，解剖钉螺数 71 只，其中活螺 50 只；钉螺最高密度 9 只/0.11 平方米，活螺平均密度 0.005 只/0.11 平方米；未发现血吸虫病感染性钉螺。

（3）螺情对比分析。将江滩 2017 年春季螺情与 2016 年秋季螺情以及江滩工程整治之前进行对比，范围包括永清街、二七街、新村街和丹水池街，结果显示，2017 年春季汉口江滩地区有螺框出现率为 0.42%，相对于 2016 年秋季下降了 83.59%；2017 年春季汉口江滩地区共捕获钉螺 71 只，相对于 2016 年秋季下降了 65.02%；2017 年春季汉口江滩地区钉螺平均密度 0.005 只/0.11 平方米，相对于 2016 年秋季下降了

90.74%。江滩工程维护以后螺情大幅降低，工程维护效果显著。

表 4-13   **江滩工程整治前后螺情变化表**

指标	整治前	整治后			
		2016 年秋	螺情下降率（%）	2017 年春	螺情下降率（%）
有螺框出现率（%）	6.97	2.56	63.27	0.42	83.59
捕获钉螺数量（只）	2697	203	92.47	71	65.02
钉螺平均密度（只/0.11 平方米）	0.267	0.054	79.77	0.005	90.74

（四）小结

经过各方的不懈努力，武汉市长江江滩汉口段的血吸虫病防治工作取得了巨大成就。汉口江滩的工程改造项目经评估，符合拟定的血防技术标准，后续的螺情监测结果显示，改造后的江滩没有查到钉螺，灭螺效果显著。工程改造后的持续螺情监测结果显示，工程效果虽有所改变，但是仍然可以有效遏制钉螺孳生。工程维护项目的开展，以及工程维护前后螺情监测结果的对比，再次印证了汉口江滩血防工程改造与后期维护对于减少钉螺孳生的效果。

二、武昌江滩

武昌区血吸虫病的流行与长江流域的地理、气候等环境变迁紧密相关，而血吸虫病的防治与血防工程改造的关系也密不可分。武昌区内有滩地 2800 余亩，存在大量适合钉螺孳生的环境，武昌区血吸虫病的防控以及江滩血防工程改造大体经历了三个阶段。

（一）第一阶段

第一阶段为 1990 年以前，在该阶段爆发了 1976 年紫阳街疫情和 1989 年杨园"急感"事件，此阶段的工作重心是减少钉螺孳生地、控制血吸虫病感染。

（1）通过疫情回顾，总结武昌区城市血吸虫病急感事件的主要原因，一是当时背景下，血吸虫病防控有所松懈，街区历史上为非血吸虫病地区，群众对血吸虫病缺乏认识、下水缺乏防范心理；二是受长江洪涝的影响，加之夏季酷暑，到江上戏水人数多，是造成急感成批发生的直接原因；三是城区流动人口增加，来往于外地血吸虫病流行区的人群中，感染者未能及时发现和治疗，致使传染源大量输入，是急感暴发的间接原因；四是疫区江滩滩面较宽，地势低洼、潮湿、杂草丛生，为钉螺孳生繁殖提供了良好的环境。因此，整治江滩，减少孳生地，科学、持续地开展血吸虫病防治工作十分必要。

（2）疫情暴发后，武昌区查螺 2836 亩，结果显示，江滩钉螺分布有 12 处，有螺面积约 387 亩，分布在坑外，属于湖沼型的易感地带。有螺面积主要是在白沙洲和杨园地区，其中白沙洲有 132 亩，杨园有 255 亩。

表 4-14   **1989 年查螺情况表**

单位	查螺乡镇场数（个）	查螺面积（亩）	查出有螺面积（亩）			历史累计新发现钉螺面积（亩）	期末实有钉螺面积（亩）						
			计	垸外			计	其中			螺面积分类	
				新发现	易感地带			湖沼型		山丘型	江湖洲滩	
								垸内	垸外		计	芦苇
白沙洲	1	1000	132		132	342	132		132		132	
杨园	1	1336	255	40	255	261	255		255		255	
紫阳	1	500				77						
合计	3	2836	387	40	387	680	387		387		387	

（3）江滩整治，武昌区血吸虫病疫情的暴发与夏季汛期上游的钉螺随洪水转移导致新的有螺环境的出现有关，因此，市政府抓住 1989 年冬枯水期的有利时机，发出了《关于发动群众整治江滩消灭钉螺的决定》和《关于整治江滩消灭钉螺工作中若干事项的通知》两个文件，市、区先后成立江滩灭螺指挥部。

按照市里的部署和要求，结合武昌区的实际，提出了"全线防治、突出重点，全民动员、再送瘟神"的口号，而整治江滩的工程采取重点与一般相结合、机械与人力相结合、政府拨款与群众集资相结合的方法，分期分段实施，重点治理杨园地区的江滩。根据钉螺危害程度，拟采取重点与一般相结合、工程灭螺与药物灭螺相结合、滩地开发与防汛灭螺相结合的方法，因地制宜，分类治理。

江滩整治的面积约 565 亩，工程土方量共约 20 万立方米。一期工程的灭螺工程按长 1200 米、宽 80 米、10 万立方米的土方量组织。

表 4-15   **武昌区钉螺分类治理表**

类别和地段	螺面（亩）	土方（方）	杨园		白沙洲		治 理 要 求
			螺面（亩）	土方（方）	螺面（亩）	土方（方）	
一类地区 群胜船厂 轮渡二船厂 二棉堆沙场 堆沙场路沟	73 30 30 6 7	10	73	10			（1）铲除野生林、放浪林、杂草、芦苇、处理攀附钉螺； （2）沿堤 1200 米×80 米范围内吹填标高 26 米； （3）吹填后植树造林，逐步建成江滩公园，划片管理。

类别和地段	螺面（亩）	土方（方）	杨园		白沙洲		治理要求
			螺面（亩）	土方（方）	螺面（亩）	土方（方）	
二类地区	299	6.4	172	2.1	127	4.3	（1）取无螺土抬高50厘米； （2）开辟生产用地； （3）由所在单位组织垦种。
煤建供应站	150	1.4	150	1.4			
轮渡段	22	0.7	22	0.7			
白沙洲船厂	90	3.0			90	3.0	
江夏船厂	20	0.7			20	0.7	
木材加工厂	12	0.4			12	0.4	
武昌木材厂	5	0.2			5	0.2	
三类地区	15	3.6	10	3.4	5	0.2	（1）取无螺土抬高50厘米； （2）由防汛办承包给单位或个人垦种； （3）汛期前后喷药杀灭。
罗家港江滩	10	0.4	10	0.4			
杨园外滩		3.0		3.0			
二个船厂间	5	0.2			5	0.2	
总计	387	20	255	15.5	132	4.5	

一类地区约螺面73亩，为钉螺严重危害区。拟铲除林木杂草芦苇，处理攀附钉螺，人工吹填10万方，逐步建成江滩公园，划片管理。二类地区约螺面299亩，均属单位用地。拟取无螺土抬高50厘米，由所在单位作为生产用地或组织职工家属垦种。三类地区约螺面15亩，为无主荒滩。拟取无螺土抬高50厘米，由防汛办承包给单位或个人垦种，汛前汛后喷药灭螺。此外，杨园地带罗家湾到余家头水厂取水处还有长1000米、宽150米的荒滩，当年无力治理，拟先采取贴公告、树标牌、派人巡逻等办法封滩，待第二年冬天另行治理。

一期工程仅用25天就完成围堰，经过16天的日夜奋战，吹填土方11万立方米，建成长1200米、宽80~100米、高26.2米的平台，覆盖螺面200亩，超过设计标高，做到排水流畅，圆满完成一期工程的整治任务，并抢在1990年汛期到来之前，完成了二期吹填任务。

这一阶段的时间很短，却是武昌区血吸虫病防治工作的开端。对有螺面积进行整治，经过城市建设部门的精心设计，调集机械填埋，挖泥船吹沙，发动群众铲草伐树，经过一个冬天的努力，将江滩标高抬高到26米，通过改造钉螺孳生环境，大大改善了居民的生活环境，有效防止钉螺扩散。在1990年的查螺工作中可以看到，仍然查螺2836亩，但有螺面积已下降到170亩。

（二）第二阶段

第二阶段为1991—2006年，血吸虫病的防治工作重点转移到控制血吸虫病的复发及流行。此阶段的重心在于景观工程改造以及工程后期维护。

1. 汛期血防

在这一段时间内，湖北省共发生两次大洪灾，鉴于钉螺的扩散方式以及血吸虫病的传播方式，武昌区的血吸虫病防控工作面临着巨大的考验。洪灾导致江滩钉螺扩散，威胁周边居民安全。因此，灾后的防治工作非常重要。洪灾过后，武昌区组织专业技术人员深入疫区有螺地带，以境内为重点，严格按照"水退一块、查一块、灭一块、清一块"的要求，认真开展灾后螺情调查，压缩钉螺面积，保证了疫区灾民重建家园，生产自救顺利进行。在武汉市单位的组织下，对防汛抢险人员进行了追踪查病，对漏查漏治的血吸虫病人做到了早发现、早诊断、早治疗，杜绝了新晚期血吸病人的发生。同时，紧密与当地水利堤防、农田水利等部门联系，抓住灾后水利、堤防建设高潮的大好时机，结合灾区重建，把工程灭螺纳入整体规划，统一实施。

2. 工程实施

景观工程改造作为美化滨水景观区与灭螺的重要结合点，也是钉螺综合治理符合现代化要求的科学趋势。武昌江滩共四期工程，景观改造工程在第二阶段共进行三期（第四期在第三阶段实施）。

表4-16 武昌江滩整治前三期

名称	时间	施工地点	施工长度
一期	2002.6.8—2002.12.5	大成路至大堤口	全长1200米
二期	2003.6.2—2003.12.30	临江大道紫阳路至大成路、大堤口至新生路两段	全长2840米
三期	2004.5.10—2004.12.30	临江大道新生路至武北0#闸口（月亮湾）	全长2950米

一期工程于2002年6月8日开工，当年12月5日完工。工程建设范围由武昌大成路至大堤口，全长1200米。其中，实体观江平台（含汉阳门明口）长919米，宽6~8米，面积约6433平方米；厢式防水墙观江平台长281米，宽6~15米，面积约2800平方米；绿化带长980米，宽7~9米，约8000平方米。

二期工程于2003年6月2日开工，当年12月底完工。工程建设范围分别为临江大道紫阳路至大成路、大堤口至新生路两段，全长2840米。其中，实体观江平台长1985米，宽6~8米，面积约13895平方米；厢式防水墙观江平台长850米，宽8.4~13.4米，面积约8500平方米，分别建成江滩公园黄鹄矶景观区和大堤口景观区。其中，江滩公园大堤口景观区，从大堤口至曾家巷码头长1100米，园区一级平台平均高程：29.3米，园区面积91600平方米，其中绿化面积2.5万平方米。园区从防水墙至长江水边由上而下排列设置一、二、三级平台。一级平台为绿化园林区和各大广场与健身区组合而成；二级平台为娱乐、漫步区；三级平台为生态、亲水、风筝区（每年春节的燃鞭区）。一期、二期工程共投资0.6亿元。

三期工程于2004年5月10日开工，当年12月底完工。工程建设范围由临江大道新生路至武北0#闸口（月亮湾），全长2.95千米，其中实体观江平台长1643米，宽6~8米，面积约11501平方米；厢式防水墙观江平台长499米，宽8.4~13.4米，面积约5000平方米。其中，江滩公园月亮湾景观区，从下新河街口至月亮湾长1800米，园区一级平台平均高程28米，园区总面积13.18万平方米，其中绿化面积8.6万平方米，三期工程共投资0.55亿元。

　　此阶段将血防工作以地区实际情况出发，以恢复有螺区生态、改造钉螺孳生环境为主导，并同洪涝治理与城市景观相结合，进行江滩景观改造。工程采用混凝土护坡加生态景观带结构，建造两阶护坡。沿江两岸缓冲带通过大规模的人工造林、植被种植形成绿色走廊，建立了具有灭螺防洪功能的现代化高效景观区。

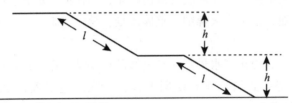

$l=15\sim30$米；$k=28\sim30$米

图4-13　长江南岸（武昌段）江滩景观改造工程纵切图

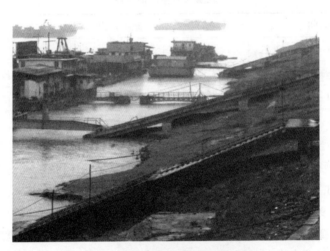

图4-14　武昌江滩景观改造工程

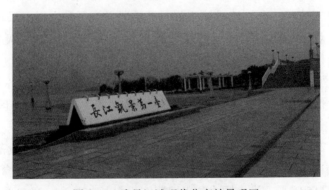

图4-15　武昌江滩现代化高效景观区

3. 防治效果

实施江滩景观改造以对钉螺孳生地环境整改，从查螺和查病结果看，灭螺方式得当有效，武昌区与长江江滩相邻的有螺面积后期全部分布在垸外地区的江湖洲滩上，并且呈现逐年下降的趋势。在洪灾的两年中，全市防汛大军和疫区灾民无一例血吸虫病急感发生，确保实现了"大灾之年无大疫"。在平常年份，每年进行查灭螺和查治病工作，确保有螺面积不会增加。此外，对现有螺面积进行药物灭螺或环境改造，减少原有螺面积。在发现的病人中未出现急感病人，对新查出病人均进行登记，建卡建册，追踪调查，并扩大化疗人数。武昌区于2006年达到血吸虫病传播阻断标准。

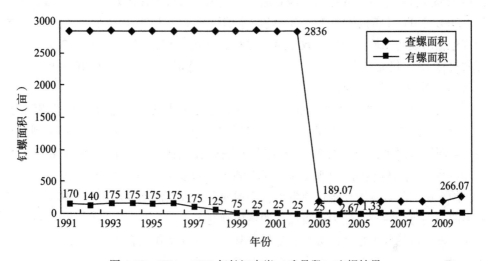

图4-16　1991—2010年长江南岸（武昌段）查螺结果

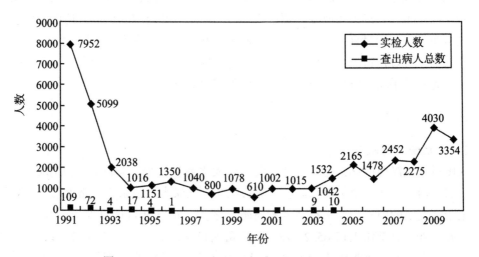

图4-17　1991—2010年长江南岸（武昌段）查病结果

（三）第三阶段

第三阶段从 2007 年开始至今，主要是以监测为主，并采取多项措施防止血吸虫病的复发。

（1）延续上一阶段的江滩整治工程，继续开展四期整治工程。四期工程从武北 0# 闸口至铁机路，长 3.03 千米，整治面积 44 万平方米。此段位于长江二桥两侧，滩地较宽，是重点展现城市面貌和自然生态绿化的区域，该工程于 2006 年 8 月开始动工，经过两年的艰苦奋斗，园区绿化、亮化、步道等工程于 2008 年 8 月完工，共完成投资 0.94 亿元。其中，江滩公园徐家棚景区，以园林绿化自然生态为主，保留了原战备铁道，增加部分自然景观，开通沿江观景通道，成为广大市民休闲娱乐、漫步健身的自由空间。2009 年 11 月实施的临江四期新建防水墙续建工程于 2010 年 12 月完工，主要建设内容包括新建防水墙、园区市政道路、绿化、亮化工程，完成投资 0.57 亿元。四期工程共投资 1.51 亿元。完工后与一、二、三期工程连成一体，形成长 10 公里、面积达 38 万平方米的滨江风景长廊。

（2）取得成果。武昌区血防机构根据每年的实际情况，较之前加大了监测力度。继续开展每年的查治病、查灭螺以及形式多样的健康教育活动。自 2006 年达到血吸虫病传播阻断标准以来，已连续多年未发现当地感染的血吸虫病病人、病畜和感染性钉螺。2017 年，武昌区达到了血吸虫病消除标准，并成功通过考核验收。

总的来说，随着我国经济迅速发展，交通便利，人口流动性增大，上游来螺来蚴以及人类的一些行为活动仍然为血吸虫病的传播创造了条件。对于容易孳生钉螺的江滩环境来说，改善钉螺孳生地是血吸虫病防控的基础，常规工作结合工程灭螺是标本根治的方法。现阶段的城市景观工程的设计必须要符合血吸虫病防控的需求，要与防洪防汛、城市绿化等现代化城市功能相结合。以恢复有螺区生态、改造钉螺环境为主导的城市景观改造工程，不仅可以彻底改变钉螺孳生环境，抑制钉螺向内陆扩散，还可以增强生态系统的自净能力，同时具备了防洪抗灾及城市绿化等功能，使河道同时达到血防控制、水生态保护、景观建造的治理效果，是目前符合现代化需求、可持续发展的改良疫源地的最科学有效的手段，对地区血防成果的巩固有重要意义。

三、汉阳江滩

（一）历史流行概况

汉阳位于武汉西南部，地处长江、汉江两大水系交汇处，与汉口、武昌隔江鼎立，构成武汉三镇。独居一镇的汉阳区，东濒长江，北依汉水，是京广铁路大动脉与长江黄金水道十字交汇的中心，历来有"九省通衢"之称。面积约 111.54 平方公里，区辖 11 个街道办事处，有常住人口 65.27 万人、户籍人口 46.09 万人。长江沿岸线全长 11.5 公里，上游直接与老血吸虫病疫区经济开发区（汉南区）沌口街接壤，下游至长江、汉江交汇处的晴川南岸嘴，江滩面积约 171 万平方米。江汉段全长 21.5 公里，上游与蔡甸接壤，下游至南岸嘴。

1989 年武昌区杨园发生急感事件之后，汉阳区沿江居民突然发现散在急性血吸虫病人。经过监测、排查，结果表明，汉阳区江滩发现钉螺13处，面积28万平方米。

历史上，在长江沿岸线有5个流行村（居委会）人口约16.75万人，流动人口约1万人，包括3所中、小学校，不同程度地有血吸虫病流行。历史累计新发钉螺面积28万平方米，历史累计血吸虫病人559例，急感病人28例。

（二）汉阳江滩钉螺孳生环境改造

市、区政府高度重视江滩灭螺的综合治理工作，从1989年首次发现钉螺到2007年，坚持综合治理，不断消灭钉螺孳生环境。1989年在江堤乡省煤厂江滩举行消灭钉螺现场动员大会，汉阳区党政机关、街道、学校以及市、区领导都参加了动员活动。会议强调要坚持"综合治理、科学防治"的工作方针，突出重点，分类治理，在"防"字上下功夫。会议决定立即实施江滩环境改造，通过挖泥吹填，抬高平整江滩，以期达到改善钉螺孳生环境，有效控制血吸虫病病例的发生。

1. 长江汉阳沿岸线环境综合改造

2000年，通过移民拆建，江堤街老关社区、洲头街和平社区的部分居民全部搬进堤内新居，彻底解决了过去经常被洪涝淹没、频繁接触疫水而染上血吸虫病的危险。白沙洲大桥于1997年3月动工建设，2000年9月建成通车，该工程周边移民拆迁以及江滩硬化工程，改善了大桥周边范围的钉螺孳生环境。

2001年，随着社会经济的不断发展，汉阳区血防、水务部门经过考察认证，对建桥东门口1200多米长、约5.33万平方米的有螺江滩，进行了吹填抬高，在硬化江滩的基础上，招商开发江滩，居住在南岸咀的2510户全部拆迁，市政府投资1200万元资金，动土方12万立方米，建成了南岸嘴江滩公园。经过多年的螺情监测，没有查到钉螺，孳生环境得到了改造，现在已成为汉阳地区居民的一个较好的休闲场所。

2002年，汉阳区启动长江武汉河段汉阳江滩综合整治工程（下段），由晴川阁至杨泗港，全长3689.2米，占地35公顷。在汉阳江滩综合整治中，结合血吸虫防控技术方案，以改造钉螺孳生环境为目标，同时确保达到城市防洪要求，并且结合汉阳区社会文化特点，集中展现大禹治水精神、古汉阳的悠久历史和芳草萋萋的鹦鹉洲文化，努力使汉阳江滩成为美丽的亲水乐园和武汉新区城市文化的新亮点。工程总投资概算为2.57亿元。工程包括血防治理、城市防洪、道路排水、园林绿化、音响亮化、人文景观及体育健身等项目。共分两个阶段施工：第一阶段大禹神话园2006年5月建成开园。以弘扬大禹治水精神为主线，兼顾防洪、景观、绿化、休闲健身。在文化性和亲民性上达到和谐一致，努力营造"曲径通幽，豁然开朗"的景观氛围。第二阶段，于2006年年底建成，2007年元旦开园迎宾。以鹦鹉洲文化为主线，辅以大面积绿化，努力营造芳草萋萋的自然景观。

2006年至2007年，水务部门在区血防办的直接指导下，对中南木材一级站、华夏船厂、新五里周边所有的低洼地带实施填平，动用土方12万立方米，投资近90多万元，面积近17.33万平方米，经过多个江滩改造工程施工，达到了改造钉螺孳生环境的效果。

2009年年底，长江武汉河段汉阳江滩防洪及环境综合整治工程（上段）启动，自杨泗港上游端至白沙洲大桥上游端。该工程是武汉市汉阳新区开发建设的重要基础工程，是武汉市继汉口江滩、武昌江滩以及青山江滩、硚口江滩工程经验后又一综合创新工程，是汉阳江滩下段工程的延续，全面与武汉国际博览中心对接。本期工程位于长江左岸，从杨泗港上游端至国博段（原航道船厂），全长 1.73 千米，整治面积约 33 万平方米，完成工程投资约 1.96 亿元。工程建设充分考虑了血吸虫防控工作要求，主要内容是吹填及覆盖土、防洪护岸护坡、市政道路、临江步道、园区广场道路、运动场馆、张拉膜、绿化、亮化等景观工程建设。

近年来，汉阳区又陆续实施长江汉阳江滩二期续建工程，该工程位于汉阳区航道船厂至白沙洲大桥上游端（堤防桩号 7+180～9+300），全长 2120 米。工程总投资 20383.52 万元。工程主要建设内容包括修建平台护坡 2120 米，新建 6 米宽堤外道路 1100 米，实际完成江滩整治约 39 万平方米。该工程进一步巩固了江滩血防环境改造成果，同时也增强了武汉长江河段的泄洪能力，改善了武汉市沿江环境景观，成为供市民休闲娱乐、开展健身活动的无阻水建筑及环境优美的绿色林带。

2. 汉江汉阳段沿岸线环境综合改造

虽然汉阳区汉江沿岸线历史上未发生血吸虫病流行，但是汉江水位无法控制，汛期钉螺由上游疫区极易向下游扩散，汉江江滩钉螺出现的可能性依然存在，不能放松警惕。汉阳区也将汉江江滩环境改造列为重点项目予以推进。

（1）汉江河口至月湖桥防洪及环境综合整治工程。在汉阳岸，其整治范围为大庆闸口至月湖桥，长度为 3386 米，面积 4.3 万平方米，该工程实际完成投资约 7000 万元，2007 年 9 月底建成开放。布局有星月图腾广场、琴台鲜花步道、月光曲音乐长廊等景观节点，重点体现的是汉阳的琴台文化、月湖文化和旅游文化。由于汉江水位大部分时间较低，因此在汉阳利用原来的亲水台阶设计了一条逐步下水的亲水步道，让游客体会前是水（汉江）、后是湖（月湖）的美景。

（2）汉江汉阳江滩二期工程。汉江汉阳江滩二期防洪及环境综合整治工程范围为月湖桥至江汉二桥及琴断口水厂至江汉六桥两段组成，工程总投资约为 2.26 亿元。一是月湖桥至赫山段：江滩长 2.25 千米，面积约 10.56 万平方米，包括新建护坡，新建市政道路及绿道、各类铺装、草皮种植等，本段 2016 年 6 月已完工。二是琴断口水厂至江汉六桥段：江滩长 1.96 千米，面积约 9.75 万平方米，本段已于 2017 年 6 月完工。本工程完成后，既提高了该堤防的防洪能力，又改善了汉阳区沿江环境的景观，同时成为供市民休闲娱乐、开展健身活动的环境优美的绿色林带，使武汉市成为具有滨江滨湖特色的现代城市。

（3）汉江沿河堤汉阳琴南江滩。汉阳沿河堤琴南综合整治工程位于汉阳沿河堤琴断口南岸，加固堤防桩号范围为汉江右岸堤防 11+682～12+540，总长约 858 米，综合整治面积 15 万平方米，工程总投资 2123.54 万元，其主要建设内容为滩地整治、园区绿化景观、新建护坡、格宾网块石防冲平台、抛石等。工程于 2012 年 10 月开工，2013 年 5 月已完工。

（4）汉江汉阳江滩三期工程。琴断口闸至长丰桥段，桩号：12+516.6～14+700，该段堤防总长 2183.4 米，岸线长度 2792 米，滩地面积约 47.19 万平方米，工程总投资约 2.6 亿元。主要建设内容包括：滩地整治 47.19 万平方米，岸坡整治 2792 米，沿河堤堤坡整治 550 米，布置绿道及道路、运动场、观景平台、广场铺装等景观工程面积 47.19 万平方米，以及供电、滩地排水、管理用房等配套工程。预计 2020 年 7 月完工。

（三）防治成果

汉阳区经过多年的江滩环境治理，常年开展春、秋季查螺灭螺，重点人群病情监测，以及血防健康教育工作，血吸虫病防治工作取得显著成效，连续多年未发现阳性钉螺和本地感染的血吸虫病病例。原历史流行血吸虫病的建桥街于 1995 年达到血吸虫病传播控制标准后，又于 1999 年达到血吸虫病传播阻断标准；晴川街、洲头街、鹦鹉街、江堤街分别于 1999 年达到血吸虫病传播控制标准后，又分别于 2003 年、2005 年、2007 年达到血吸虫病传播阻断标准。汉阳区全区于 1999 年达到血吸虫病传播控制标准，2007 年达到血吸虫病传播阻断标准，2016 年首批达国家血吸虫病消除标准，2018 年首创武汉市血吸虫病防治安全区。

四、青山江滩

（一）背景介绍

青山区地处长江南岸，面积约 45 平方公里，人口有 45 万，全区有 11 个街道（管委会），其中有 4 个街道沿江分布。长江江滩上接武昌余家头，下至武钢工业港，全长 20.2 公里，部分江滩地势低凹，杂草丛生，适宜钉螺孳生，历史有螺江滩 10 公里，共有江滩面积 317 万平方米，另有武钢北湖农场耕地面积 480 万平方米。

青山区历史上无血吸虫病流行，1989 年，在武昌区杨园"急感"事件后，青山沿江居民突发散在急性血吸虫病。经组织普查螺情的结果表明，江滩发现钉螺 12 处，面积 44 万平方米，武钢北湖农场查出钉螺面积 2668 平方米。

（二）近 20 年防治效果

青山区自 1989 年首次在江滩发现钉螺以来，历史累计流行街道（农场）4 个，历史累计流行居委会 13 个，历史累计发现钉螺 13 处，历史累计钉螺面积 44 万平方米，历史累计血吸虫病人 362 人，无晚期血吸虫病人发生。现利用 GPS 新技术精确定位螺点进行查螺、灭螺。

2006 年青山区江滩血吸虫病传播阻断达标。2007 年至今未查出钉螺，2016 年青山区江滩血吸虫病传播消除达标。

（三）血吸虫病防治策略及措施

青山区血吸虫病防治贯穿落实三级预防策略。

1. 一级预防

一级预防即病因预防，是预防、控制和消灭血吸虫病的根本措施。青山区血防从控制传染源、切断传播途径、保护易感人群三个方面开展血吸虫病防治措施。其中，最显著的是切断传播途径，钉螺是血吸虫唯一的中间宿主，消灭钉螺可以有效阻断血吸虫病的传播。

（1）工程改造。吹沙填埋、兴建江滩公园是青山区进行血防大规模整治的重大工程，是青山区血防特色。1989—2000 年间主要进行吹沙填埋工程。1989 年年底，由青山区委、区政府组织了驻区企业参与的工程灭螺，在建七江滩拉开的序幕，此后累计吹沙填埋江滩 100 多万平方米。1990 年由武钢投资 220 万元，兴建长 800 米、面积 6000 平方米的武丰闸渠道灭螺改造工程，彻底改变了钉螺孳生环境。1990—1993 年，区政府和驻区大企业投资 345 余万元吹填江滩，建成全长 1500 米、宽 100 米的临江公园。这项集灭螺、防洪、娱乐于一体的工程，1993 年被联合国教科文组织作为"样板"介绍。1991 年，武钢北湖农场投资 11 万元，将有螺面积及孳生环境 4.7 万平方米，改造成精养鱼池，一次性消除钉螺孳生环境。1997 年，青山区又利用世界银行贷款，对一冶冰棒厂江滩环境进行改造，共用土方 6.7 万立方米，消灭钉螺面积 3.48 万平方米。1998 年，青山区又在青山船厂江滩实施了大面积环改灭螺工程。2002 年，青山区政府和武钢共同投资，封闭武丰闸口，吹填明渠，建成柳林公园，为阻止钉螺逆行扩散做出了贡献。

2013 年，青山区实施武青堤综合整治工程（青山新江滩），对江滩进行硬化、美化改造，工程自罗家港至建设十路（全长 7.5 公里），滩地总面积 135 万平方米。工程保持缓坡式堤防、海绵式设计，既综合打造了文旅综合区，也通过滨江建设消除了钉螺孳生环境。2015 年建成开放一期工程。2017 年 6 月建成开放二期工程。2018 年 2 月建成开放三期工程。该工程获评 2017 年"国际 C407 城市的未来"大奖。

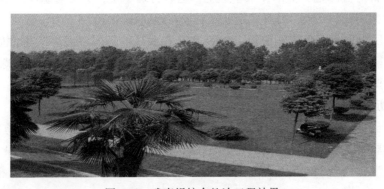

图 4-18　武青堤综合整治工程效果

2017 年，对武惠堤化工段油码头 10 万平方米滩地进行综合工程改造，消除了钉螺孳生环境，使用资金 200 余万元。2018 年，对武丰闸部分封闭区域长江江滩进行了环境改造。

（2）风险监测与评估。疫情监测是巩固血吸虫病防治成果的一项关键性技术工作。多年来，青山区积极配合市血研所开展"青山区江滩段野鼠，野粪血吸虫病病原体现场流行病学调查"，截至 2006 年，全江滩设鼠夹 240 个、捕捉野鼠 42 只，经解剖、培养及血清学检查未发现带毒鼠；收集野粪 225 份（其中人粪 92 份、牛粪 107 份、马粪 13 份、羊粪 11 份），经孵化，未发现阳性野粪。

为了掌握青山区江滩钉螺分布情况，制定相应的查灭螺措施，区血防办组织血防专业人员在每年春、秋季对江滩进行螺情调查。20年来，青山区累计调查面积9900万平方米，青山区灭螺工作根据因地制宜的原则，采取了药物机械喷洒、翻耕种植、药物土埋缓释、吹沙填埋、水泥护坡等多种灭螺方法，均取得了较好的效果。1989—2000年，青山区采取以工程灭螺为主，药物灭螺为辅，药灭主要采用氯硝柳胺，累计药物灭螺277万平方米，10余年累计工程灭螺74.6万平方米。

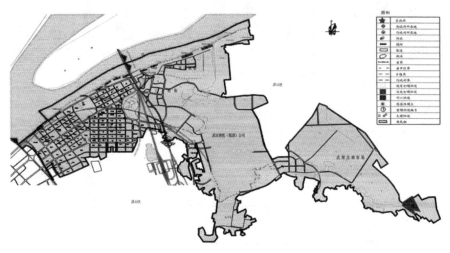

图4-19　青山区钉螺分布示意图

（3）加强健康教育及健康促进。多年来，青山区主要利用闭路电视、有线广播、企业报刊、卫生科普橱窗、中小学开设血防健康教育课及街头设点宣传、专家咨询等多种形式开展血防知识宣传，20年来累计发放《告家长书》22万份，印发宣传资料12万份，江滩累计设置劝阻标牌260块，区中小学健康教育开课率100%，市民血防知识知晓率达到90%以上。

对从事水中作业人员强调用防护用具或涂擦防护药迁移或改建江滩厕所防止粪便污染水源，利用影视、报纸、图片等方式宣传该病的危害及流行、防治知识。在江堤沿线设置"禁止游泳、钓鱼""禁牧"等警示牌，2006年至今，未发现放牧痕迹。

2. 二级预防

二级预防即"三早"预防，早发现、早诊断、早治疗血吸虫病，青山区每年5—10月，对3岁以上曾有疫水接触史的人群，对无查、治史者做IHA和COPT检查，对有查、治史者做粪便沉孵（三送三检）法检查。青山区累计查病27637人次，查出阳性病人16人，阳性者全部接受治疗。在青山区卫健局的领导下，区医疗机构与疾控中心认真完成血吸虫病的疫情上报与监测工作。

3. 三级预防

三级预防即临床预防，针对血吸虫病病人，做好对症治疗和康复治疗，提高病人生

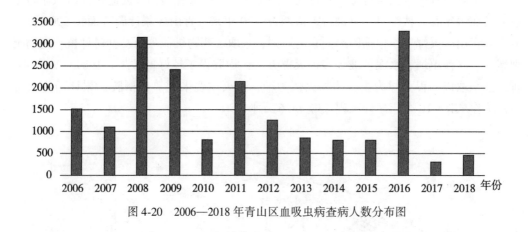

图 4-20　2006—2018 年青山区血吸虫病查病人数分布图

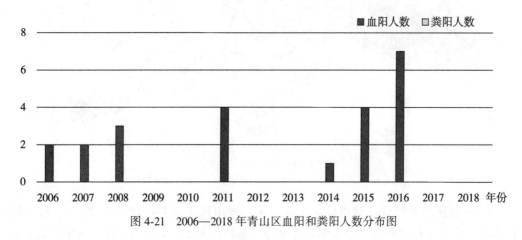

图 4-21　2006—2018 年青山区血阳和粪阳人数分布图

存质量，减少并发症的发生，并进行功能康复、心理康复、社会康复、职业康复。粪检和血清学确诊阳性者以吡喹酮总量 60 毫克/千克 2 天疗法，对频繁接触疫水的船民、临江作业人员及游泳者，根据其症状、体征扩大治疗覆盖面。

（四）存在的问题

尽管青山区血吸虫病已经得到了有效控制，但是血吸虫病的威胁依然存在。由于青山区地处长江中游，受上游疫区的影响，一旦遭受特大洪水，部分未硬化的江滩仍然有螺情复发的扩散的风险。加之外来患者的流入、病人病畜的流动，可能造成疫情的扩散。

第五章　城市血吸虫病传播风险评估技术

第一节　风险评估基本原理和方法

一、风险评估基本原理

（一）风险评估的含义与目的

在事件发生的整个过程中，生命、经济、社会等各方面都会受到影响或损失，针对这一事件发生的可能性与可能造成的后果所进行的评估工作，称为风险评估。简而言之，风险评估就是指某一事件发生的概率和后果的组合。其目的是用来预估评价各种不确定因素会导致风险事件发生的可能程度，以及可能造成的危害后果（如经济损失、人员伤亡、运营影响等）的程度，提前做好应对策略或应急准备。

（二）风险评估原则

风险评估的结果为风险事件的参考值，而非精确值。风险评估的目的是为预估评价某种不确定因素导致的可能性及危害后果的程度。它的评价原理是预测，因而风险评估并不是给出一个十分精确的答案，或者说，预测结果并不一定与事件发生的实际情况完全一样。风险评估得到的结果往往只是一个事件的参照，借助这些参照，为管理者提供理论依据。

风险评估的结果会随外界的环境变化而发生变化，风险具有变异性。假设机构环境、社会环境、自然环境发生改变，则风险评估结果也将会发生改变。因而，对风险事件的评估需要有连续性，需要定期进行核对，修正其评估结果。

（三）风险评估模型

风险评估是由风险识别、风险估计、风险分析及风险评价构成的一个完整的过程。风险识别是指发现、列举和描述风险要素；风险估计是针对风险事件发生的可能性及其后果严重程度赋值的过程；风险分析是认识风险属性并确定风险水平的过程；风险评价是将风险分析结果与风险准则相对比，确定风险等级的过程。城市血吸虫病传播风险评估步骤包括评估前准备、风险识别、风险估计、风险分析、风险评价、风险控制等部分。其中，风险识别、风险估计、风险评价是风险评估最重要的环节。具体解释见第五章第二节。

二、风险评估方法

风险评估是一项复杂的工作，其关键是针对评估对象寻找合适的评估方法。城市血

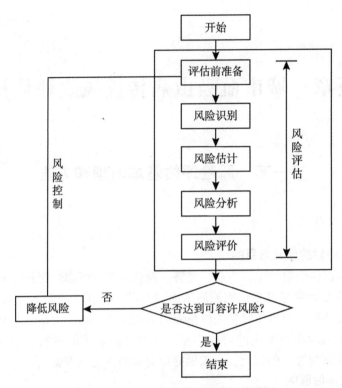

图 5-1　城市血吸虫病传播风险评估模型

吸虫病传播风险评估常见的风险评估方法主要包括观察法、风险源监测、人群社会行为学调查、Kaiser 模型研究法、风险矩阵法、专家咨询法等。专题风险评估可选择德尔菲法、风险矩阵法、分析流程图法中的一种或多种，也可以使用专家咨询法或其他方法。这些方法在风险评估中可以单独使用，也可以配合使用。

（一）观察法

进行城市血吸虫传播风险评估，需要现场了解项目段的地理、水文特征和人群基本特征，为后期各类风险源数据的收集和人群社会行为学问卷调查工作打基础。

（二）人群社会行为学调查法

设计调查问卷，采用普查方式，对风险评估项目段所有接触水的人群开展问卷调查。人群对象包括游客、游泳爱好者、垂钓爱好者、项目段种植者、渔民和职业从事水上工作者等。

调查问卷由调查对象基本信息、调查对象在项目段的空间行为规律和血防社会责任意识三部分组成。

（三）专家会商法

专家会商法是指通过专家集体讨论的形式进行评估，主要由参与会商的专家根据评估的内容及相关信息，结合自身的知识和经验进行充分讨论，提出风险评估的相关意见和建议，再由会商组织者根据专家意见进行归纳整理，形成风险评估报告。风险评估人数也不宜过多，但是需要有代表性，人数可在 3~30 人不等，当风险事件充满不确定因素或受时间限制时，专家会商法往往是首选方法。

会商的步骤如下：

第一步：形成专家小组，需要提前将主要的评估背景资料事先提供给参与评估专家，专家更有针对性地进行准备，并查阅相关资料，使具体讨论和评估更有针对性，也更容易达成理想的结果。

第二步：开展专家讨论，由专家围绕评估目的，针对评估议题，充分讨论相关问题，尽可能达成一致性或倾向性的意见，确保专家充分发表自己的观点。

第三步：撰写并提交会商纪要或评估报告，将专家会商达成的一致性或倾向性意见作为评估的结论，在讨论中出现的重要分歧意见在报告中加以说明，供领导进行风险管理决策时参考。

在评估时，要注意尽可能地覆盖全面的评估领域的风险事件，且每个专业领域的专家数量应相对平衡。会商前，组织者需要事先梳理会议要点。会商结束前，需要进行小结，并得到与会专家的认可。

（四）德尔菲法

德尔菲法又称为专家调查法，起源于 20 世纪 40 年代，是一种非见面形式的专家意见收集方法和通过群体交流与沟通来解决复杂问题的方法，它通过对有关专家的征询，经过多次反馈，以避免各种个人干扰，最后对专家意见进行科学化处理来达到对某一问题的科学预测和决策。按照确定的风险评估逻辑框架，采用专家独立发表意见的方式，使用统一问卷，进行多轮次专家调查，经过反复征询、归纳和修改，最后汇总成专家基本一致的看法，作为风险评估的结果。

德尔菲法具有匿名性、信息反馈性和对结果进行统计分析三大特点。首先，形成专家小组，按照风险评估目的确定相关知识领域和知识范围的专家，专家人数的多少，可以根据评估议题而定，一般不超过 20 人；其次，向专家提出所要评估的问题及有关要求，附上相关问题的所有背景材料，列出需要专家提供的材料的要求，由专家作出书面答复；专家提出专家个人的评估意见后汇总专家第一次判断意见，列成图标，进行对比，再分发给各位专家，让专家比较自己与他人的不同意见，修改自己的意见和判断，或者也可以把各位专家的意见加以整理，请领域内其他专家评论，然后把这些意见再分送给各位专家，以便他们参考后修改自己的意见；修改后，汇总专家第二次修改意见，再次分发给各位专家，收集意见和信息反馈一般要经过三四轮，向专家反馈各种意见，但要在整个过程中保证专家匿名性，彼此之间不直接沟通。将这个过程重复进行之后，直到每个专家不再改变自己的意见，再对专家的意见进行最终汇总，综合处理。

在德尔菲法实施过程中，要注意专家身份和地位上的差别，以及其他各种社会原因，可能会影响其他的专家和主张，为了避免这类问题的出现，必须避免专家们面对面的集体讨论，而是由专家单独提出意见；并且，在评估前，要为专家提供充分的信息，使其有足够的根据做出判断，所提问的问题应是专家能够回答的问题；尽可能将过程简化，不问与测量无关的问题。同时，这一方法的准备过程较为复杂，评估周期较长，所需的人力、物力较大，需要评估者提前做出预算及准备。

（五）层次分析法

层次分析法是美国运筹学家萨迪教授在 20 世纪 70 年代提出的，是对各层次因素重要性进行两两对比，是一种定量和定性相结合，将人的主观判断用数量形式表达和处理的方法，可以尽量减少个人主观臆断所带来的弊端，使评价结果更可信。

应用层次分析法决策问题时，首先把问题层次化，构造出一个有层次的结构模型，层次依据评估目标分成各级指标，往往分为目标层、准则层、方案层。层次结构反映了各因素之间的关系，但不同专家对不同的指标重要性有不同的定量值，需要针对风险评估指标提出权重方案。

由专家对方案层打分，再借助权重方案对目标层进行计算，依据计算结果得出风险评价。

（六）Kaiser 模型法

Kaiser 模型是由美国 Kaiser Permanente 医疗集团开发的较为直观的风险评估工具。该模型在各个行业医疗脆弱性分析中使用较为广泛，其风险评估包括风险发生的可能性和严重性，严重性又分为人员伤害、财产损失、服务影响、应急准备、内部响应、外部响应六个方面。由专家依据风险事件的特点进行评估打分，评分标准往往通过文献参考、专家商议、调查对象自身特点三者相结合制定。现阶段调查往往分值为 0 分 = 未知，1 分 = 低，2 分 = 中，3 分 = 高。

表 5-1 　　　　　　　　　　　　风险评估事件赋分参考标准

风险事件	可能性	严　重　性					
		人力影响	资产影响	运营影响	准备工作	内部响应	外部响应
评分	0=无/不适用	0=无/不适用	0=无/不适用	0=无/不适用	0=无/不适用	0=无/不适用	0=无/不适用
	1=低	1=低	1=低	1=低	1=高	1=高	1=高
	2=中	2=中	2=中	2=中	2=中	2=中	2=中
	3=高	3=高	3=高	3=高	3=低/无	3=低/无	3=低/无

基于 Kaiser 模型设计表格，开展现状调查，并对风险事件调查结果依据风险评估理论，计算风险值。风险值 R = （可能性/3）×（严重性/18）×100%，其中，严重性得分等于人员伤害、财产损失、服务影响、应急准备、内部响应、外部响应六个方面得分相加之和。依据所算出风险值对风险事件进行排序，风险值越高，说明风险事件危害性越高。

（七）风险矩阵法

风险矩阵法是一种可用于危险有害因素分级的较好的方法，这种方法是美国空军电子系统中心（Electronic Systems Center, ESC）的采办工程小组于 1995 年 4 月提出的。自 1996 年以来，ESC 的大量项目都采用风险矩阵方法对项目风险进行评估。风险矩阵法是指由有经验的专家对确定的风险因素发生的可能性和严重性进行量化评分，采用定量与定性相结合的分析方法，将评分结果列入二维矩阵表中进行计算、最终得出风险发生的可能性、严重性，并最终确定风险等级。风险等级＝可能性×严重性。风险模型如图 5-2 所示，图中，自左上至右下对角线颜色依次为红色、橙色、黄色、绿色。如若风险事件处在红色风险带里，则表示该风险事件发生的风险等级极高，往往需要根据方案和计划，立即启动应急响应；如若处在橙色风险带里，则说明风险等级为高，此时需要采取响应的防控措施，且引起相关部门高度关注；处在黄色风险带，则说明风险等级为中，此时需要加强监测，开展专项调查工作；如若处在绿色风险带，则说明风险事件风险等级低，需要开展常规工作程序即可。

在运用风险矩阵法时，同样需要注意参与专家的专业性，确保专家有权威及代表性，且专家人数适当，不宜过多或过少。

风险概率		严重性				
		非常严重	严重	中度	微小	可忽略
可能性	必然发生					
	非常可能					
	有可能					
	不太可能					
	基本不可能					

注：风险事件严重性、可能性的分级标准需要参考给分指标。

图 5-2　风险矩阵模型

（八）分析流程图法

分析流程图法是通过形象的结构图展示，直观地表达相关主要因素，对各个环节的决策进行定量或定性表达。可依据逻辑推断原理、综合层次分析法、故障树方法、决策树模型等方法，对可能出现的问题、可能性大小、产生的后果提出相关的解决方案。依据资料确定风险评估事件，确定直接的影响因素或环节，考虑不确定因素的影响，确定控制力和可接受性，绘制逻辑流程，确定测量用的支持资料和方法，逐层定量或定性确定每层的风险分值，确定最终的风险等级。

假设当血吸虫病已经出现时，则需要依据血吸虫病的影响程度、危害严重性，列出危害的严重程度、影响因素、人群脆弱性、有效控制措施等，以测量风险等级。

当针对血吸虫病进行预防风险评估时，列出血吸虫病发生的可能性、危害的严重程度（致病力、传播力、影响因素等），推断血吸虫病一旦出现可能造成的人群易感性及防控能力，评价风险发生的可能性、危害性以及脆弱性，确定风险等级。

这一方法由于层级过多、测量难度大，因而需要评估人员具备较强的专业能力和逻辑思维能力，需要适时调整逻辑框架和影响因素。

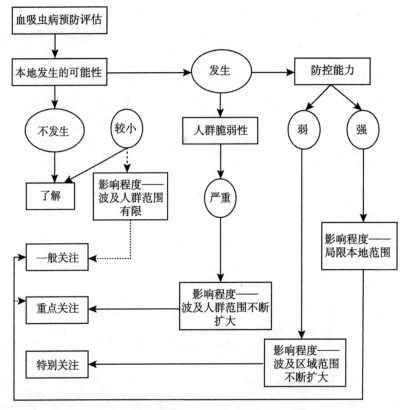

图 5-3 血吸虫病预防评估决策树分析流程图

第二节 风险评估的基本流程

不同种类风险的原因及后果有较大差异，因此风险评估通常涉及多学科方法的综合应用。风险评估是由风险识别、风险分析及风险评价构成的一个完整的过程。该过程的开展方式不仅取决于风险管理过程的背景，还取决开展风险评估工作所使用的方法和技术。

一、计划和准备

在正式进行风险评估之前，应该制订一个有效的风险评估计划，明确风险评估的目标，限定评估的范围，建立相关的组织结构并委派责任，并采取有效措施来采集风险评估所需的信息和数据。具体来说，风险评估计划应该包括以下内容：

（一）目标

首先，要明确评估的目标，即开展风险评估活动的目的，期望得到的输出结果，以及关键的约束条件，如时间、成本、技术、策略、资源等。

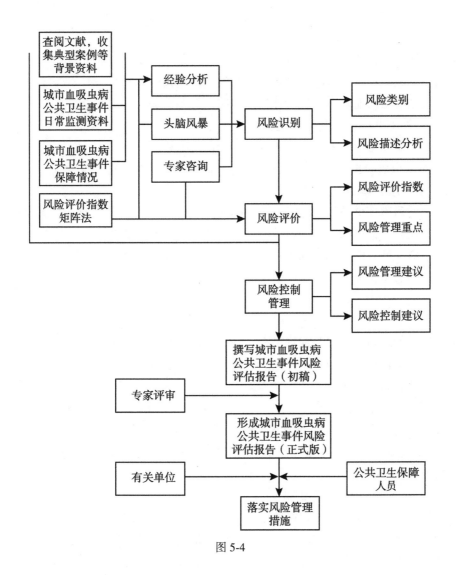

图 5-4

（二）范围和边界

既定的风险评估可能只针对组织全部资产（包括其弱点、威胁事件和威胁源等）的一个子集，评估范围必须首先明确。例如，研究范围也许只是确定某项特定资产的风险，或者与一种新型攻击或威胁源相关的风险。此外，必须定义风险评估的物理边界和逻辑边界。逻辑分析边界定义了分析所需的广度和深度，而物理系统边界则定义了一个系统起于哪里，止于何处。

（三）风险评估方法

根据评估目的，选择适当的风险评估方法。常见的风险评估主要包括风险源监测、人群分布特征调查、三维风险矩阵和专家咨询法等。日常风险评估以专家咨询法为主，专题风险评估选择德尔菲法、风险矩阵法及分析流程图法中的一种或多种，也可使用专家咨询法或其他方法。具体已在本章第一节"风险评估方法"中详述。

（四）评估人员

参加专题风险评估的人员原则上应来自与议题相关的不同专业领域，在本专业领域应具有较高的权威性，必要时应邀请卫生系统外的相关专家参与，专家人数应满足所使用方法的要求。城市血吸虫病风险评估可参照以下要求进行人员筛选：

（1）从事血吸虫防治、传染病控制、卫生管理等工作，具有丰富的现场工作经验；

（2）具有高级职称，在相关领域工作10年以上或工作15年以上；

（3）对城市血吸虫病研究有浓厚兴趣，并能热心支持和坚持完成调查。

（五）数据资料和评估表单

在正式的风险评估前，应完成监测数据的初步分析，并收集整理相关的文献资料。如血吸虫病风险评估可能涉及的相关信息，包括致病力、传播规律、人群脆弱性、公众关注程度、应急处置能力和可利用资源等。根据风险评估议题以及所使用的方法，设计制定风险评估表单，如德尔菲法所使用的专家问卷。

二、风险评估的实施

风险评估的实施，即开始现场勘查。开展城市血吸虫病风险监测，通过不同途径采集信息，供风险评估实施的各个阶段的活动分析使用，包括风险识别、风险分析、风险评价以及风险管理建议等。

（一）风险识别

风险识别是指发现、列举和描述风险要素，包括来源（可能导致一定后果的事项或活动）、危险源、事件、后果和概率等利益相关者关注的问题。分清风险的类型，以便于之后评估工作的开展。

1. 日常风险评估中的风险识别

风险识别与评估议题的确定往往是结合在一起的，评估议题的确定过程即为风险评估实施的前期准备。评估议题的确定十分重要，是决定评估成败的关键环节之一。

2. 专题评估中的风险识别

该环节侧重于列举和描述评估议题所涉及的风险要素。对于重要突发公共卫生事件的专题风险评估，例如2015年东方之星游轮倾覆事件可能导致涉水人员感染血吸虫病，应重点整理、描述与事件有关的关键信息，如事件背景、特征、原因、易感和高危人群、潜在后果、可用的防控措施及其有效性等。

（二）风险分析

风险分析是认识风险属性并确定风险水平的过程。比较分析用于确定风险发生可能性、后果严重性和脆弱性的相关资料，得出风险要素的风险水平。日常风险评估分析，对城市血吸虫病进行风险分析时，需综合考虑血吸虫病的临床和流行病学特点（致病力、传播力、毒力、季节性、地区性、传播途径、高危人群等）、人口学特征、人群易感性、对政府和公众的影响、人群对风险的承受能力和政府的应对能力等。专题风险评估时，可组织专家对风险的发生可能性、影响程度和脆弱性进行定性或定量分析。风险分析的过程包括发生可能性分析、影响程度分析以及脆弱性分析。

1. 发生可能性分析

对自然灾害、事故灾难和大型活动所造成的，及其他次生、衍生的城市血吸虫病发病风险，可结合事件背景、各类监测信息、历史事件及其危害等，对风险发生的可能性进行分析。可按照发生可能性的大小，分为极低、低、中等、高、极高五个等级，并可根据需要进行赋值（如分别对应 1~5 分）。

2. 影响程度分析

自然灾害、事故灾难和大型活动所造成的，及其他次生、衍生的城市血吸虫病发病风险影响程度分析，可从风险影响的地理范围、波及的人口数、所造成的经济损失、对人群健康影响的严重性、对重要基础设施或生态环境系统的破坏程度、对社会稳定和政府公信力的影响、对公众的心理压力等方面考虑。可按照其影响程度的大小分为极低、低、中等、高、极高五个等级，并可根据需要进行赋值（如分别对应 1~5 分）。

3. 脆弱性分析

对自然灾害、事故灾难和大型活动所造成的，及其他次生、衍生的城市血吸虫病的脆弱性分析包括风险承受能力和风险控制能力的分析，可从人群易感性、公众心理承受力、公众公共卫生意识和自救互救能力、医疗救援能力、技术储备、卫生资源及其扩充能力、公共卫生基础设施、生活饮用水、食品供应、卫生应急能力等方面考虑。可按照脆弱性大小将其分为极低、低、中等、高、极高五个等级，并可根据需要进行赋值（如分别对应 1~5 分）。

（三）风险评价

风险评价是将风险分析结果与风险准则相对比，确定风险等级的过程。城市血吸虫病风险评估中，可能并没有明确的风险准则或者尚未设立明确的风险准则。在这种情况下，风险评价将主要依据风险分析结果与可能接受的风险水平进行对照，确定具体的风险等级。

确定风险等级：将风险分为五个等级，即极低、低、中等、高、极高；也可根据风险赋值结果确定风险等级。

（1）极易发生、潜在影响很大、脆弱性非常高的风险，定为极高风险；

（2）易发生、潜在影响大、脆弱性高的风险，定为高风险；

（3）不容易发生、潜在影响小、脆弱性低的风险，定为低风险；

（4）罕见、几乎无潜在影响和脆弱性很低的风险，定为极低风险；

（5）居于高水平和低水平之间的风险，定为中等风险。

日常风险评估多采用专家咨询法，确定风险等级一般不采取评分的形式。由专家根据工作经验以及历史监测数据等相关资料综合分析评价后直接确定风险的等级。如采用风险矩阵法，可分别对各风险发生可能性、影响程度和脆弱性进行评分，计算出各风险的风险分值。根据风险分值对风险进行等级划分，确定风险级别。如采用分析流程图法，则可根据事先已经确定的分析流程，在尽可能全面收集、汇总和分析相关信息的基础上，对每个风险要素进行选择和判断，最终较为直观地确定风险级别。

（四）风险管理建议

根据风险等级和可控性，分析存在的问题和薄弱环节。依据有效性、可行性和经济性等原则，从降低风险发生的可能性和减轻风险危害等方面，提出风险管理建议和风险控制策略。

三、评估报告

评估的最后一步为撰写风险评估报告。报告分为日常风险评估报告以及专题评估报告。

（一）日常风险评估报告

重点分析、评估近期辖区内血吸虫病流行趋势、风险及其风险等级，并提出有针对性的风险控制措施建议。评估报告主要应包括引言、事件及风险等级、风险管理建议。

（1）引言部分扼要介绍评估的内容、方法和主要结论等。

（2）事件及风险等级部分就识别出的重点事件或风险分别说明其风险等级以及主要的评估依据。必要时，可对事件的发生风险、发展趋势进行详细描述。

（3）风险管理建议部分提出预警、风险沟通和控制措施的建议。根据需要，提出需进行专题风险评估的议题。

（二）专题评估报告

专题评估报告主要应包括评估事件及其背景、目的、方法、结论及依据、风险管理建议等。

委托方要求受委托方及时完成城市血吸虫病风险评估报告初稿，经专家评审后，进一步完善报告，形成城市血吸虫病风险评估报告正式版。报送至委托方及上级主管部门。有关单位和公共卫生保障人员等结合风险报告落实风险管理措施。

第三节　汉口江滩风险评估案例分析

长江江滩江岸段历史上是血吸虫病的重要疫源地，受洪水的影响，经常造成钉螺扩散和血吸虫病蔓延。汉口江滩自开放以来，平均每年接待中外游客达 1000 多万人次，江滩作为武汉市中心城区主要的公共场所，具有景观、旅游、休闲、集会等重要的社会功能，但血吸虫病传染源长期存在，影响了其许多社会功能的发挥，同时，随着近年血防工作的有效开展，血吸虫病的疫情较以往得到了有效的控制，人群对于预防血吸虫病的警惕性逐年下降，传播的潜在持续性存在和人群对于血吸虫病感染的风险感知性持续下降的双重危险性，使得开展具有前瞻性的风险评估工作迫在眉睫。因而，本书课题组于 2013 年针对血吸虫病感染风险开展了风险评估。运用了观察法、人群社会行为学调查法、接触水人群调查法、风险源危害级别合成、专家会商法和风险矩阵法，得出了汉口江滩存在的主要问题并且针对当前问题专家提出应对建议。

一、观察法

课题组成员采用现场勘查法，分别在节假日和工作日前往汉口江滩各项目段进行了实地观察，同时记录了江滩各期的地理、水文特征和人群的基本特征。

二、人群社会行为学调查

课题组采用自制的调查问卷对江滩游客和涉水人群开展问卷调查，以掌握江滩人群的出行规律和在江滩的行为活动规律。调查的主要内容包括：

（1）江滩在节假日和工作日各时间段各闸口的人流量和人群基本特征（年龄分布、性别分布）。

（2）江滩在节假日和工作日各时间段亲水层人数和人群基本特征（年龄分布、性别分布）。

（3）在江滩接触水人群的接触水方式、接触水频率和下水点位置。

（4）江滩亲水层和接触水人群的基本情况、行为规律、对血吸虫病的任职情况和防护意识。

三、接触水人群调查

（一）调查对象

采用普查的方法，对江滩一期至四期所有接触水的人群开展问卷调查。接触水人群主要包括游客、游泳爱好者、垂钓爱好者、江滩种植者、渔民和职业从事水上工作者等。

（二）调查内容

调查问卷内容主要包括调查对象基本信息、调查对象在江滩的空间行为规律和血防社会责任意识三部分组成。

（1）调查对象基本信息部分包括：性别、年龄、职业、是否为本地居民、文化程度、有无血吸虫病史和月收入等。

（2）空间行为规律部分包括：到江滩游玩的集中季节、动机；到江滩的频率、逗留时长、活动范围、接触水频率、接触水方式和防护措施等。

（3）血防社会责任意识部分包括：血吸虫病知晓率、血吸虫病危害知晓情况、血防查治病工作配合意愿和健康教育接受意愿等。

四、风险源危害级别合成

按照五级判别法，基于前期的检测结果对各类风险因素进行级别判定，主要包括螺情调查结果、人群社会行为学调查、野鼠监测结果和野粪检测结果。按照颜色分级：红色、橙色、黄色、蓝色和绿色分别代表五个等级；红色代表最高级、绿色代表最低级。

将各类风险源进行风险源级别判定后，利用 Google Earth 软件，将五种风险因素指标进行密度叠加，将密度叠加结果按照判定标准进行制图显示于 Google Earth 软件上。

五、专家会商法

课题组邀请来自武汉大学、武汉市血吸虫病防治办公室、武汉市疾病预防控制中心、江岸区卫生局和江岸区疾病预防控制中心的共 14 名血防专家组成的专家队伍，在听取课题组的前期工作开展情况与监测结果汇报后，利用建立的指标体系对江滩江岸段各期发生血吸虫病感染的风险等级进行了评估，并对长江江滩江岸段不同段的血吸虫病防控策略和工程治理方案进行了研讨。

六、风险矩阵法

对汉口江滩血吸虫感染的风险等级进行评估，等级标准如下：

表 5-2　　　　　　　　　　　　　　风险矩阵等级标准

事故发生可能性	事故发生严重性				
	非常严重（5）	严重（4）	中度（3）	微小（2）	可忽略（1）
必然发生（5）	10	9	8	7	6
非常可能（4）	9	8	7	6	5
有可能（3）	8	7	6	5	4
不大可能（2）	7	6	5	4	3
罕见（1）	6	5	4	3	2

（一）严重性

从风险影响的地理范围、波及人口数、所造成的经济损失、对人群健康影响的严重性、对重要基础设施或生态环境系统的破坏程度、对社会稳定和政府公信力的影响以及对公众的心理压力等方面加以分析，按照严重性大小分为非常严重、严重、中度、微小和可忽略五个等级，并进行赋值。

表 5-3　　　　　　　　　　　　　　严重性赋值及其含义

危害性	赋值	含　义
非常严重	9~10	一旦风险发生，造成巨大社会影响，危害人群健康，造成巨大损失
严重	7~8	一旦风险发生，造成较大社会影响，危害人类健康，造成很大损失
中度	5~6	一旦风险发生，造成一定社会影响，造成一定损失
微小	3~4	一旦风险发生，对社会舆论以及人群造成较小的健康影响
可忽略	0~2	一旦风险发生，对主要的工作开展和人群基本无影响

（二）可能性

根据识别的各类风险源指标，结合本研究的评估背景以及前期监测结果，对江滩江岸段各期发生血吸虫病感染的可能性进行分析，按照发生可能性的大小，可分为极低、低、中等、高、极高五个等级，并根据需要进行赋值。

表 5-4　　　　　　　　　　　　可能性赋值及其含义

可能性	赋值	含　义
必然发生	9~10	极高，极有可能发生
非常可能	7~8	高，可能发生
有可能	5~6	中等，可能在预期中发生
不大可能	3~4	低，不可能发生
罕见	0~2	极低，非常不可能发生

　　运用上述方法得出汉口江滩人群社会行为学、接触水人群的特点特征、江滩各段各类指标级别、血吸虫病的风险评估级别等各项结果。进而得出结论：汉口江滩钉螺螺情依然较重，且有逐年向上游发展的趋势，秋季螺情在春季灭螺工作后较春季减轻；江滩一期、二期主要为游客和垂钓爱好者，三期、四期主要为种植者、渔民和垂钓爱好者，涉水人群的自我防护意识均处于较低水平；同时，江滩一期、二期均未发现阳性野鼠和野粪，三期、四期发现阳性野鼠和野粪，与螺情调查结果一致；江滩一期、二期血吸虫病感染可能性均较小，处于较易控制水平，三期风险可能性较大，应引起有关部门足够重视，四期发生风险的可能性极大，血防部门应采取积极措施予以应对。

　　依据结论专家们综合讨论，提出当前血防工作存在的主要问题，同时针对问题提出相应的建议，以预防血吸虫病的发生发展，助力武汉市安全和谐发展。

第六章　城市涉水活动中的血吸虫病传播风险防控

第一节　城市涉水活动中的血吸虫病传播风险识别

城市涉水活动是指在城市区域及周边开展的可能接触水体的大型有组织成规模的各项人群聚集性活动，涉及体育、文化娱乐等活动，包括在江、河、湖等水体开展的游泳赛事、龙舟比赛活动项目。城市涉水活动一定程度上提高了城市影响力，也给经水传播的传染病防控工作带来了新的任务。血吸虫病作为典型的通过接触疫水传播的传染病，对城市涉水活动，尤其是国际性的大型城市涉水活动中的血吸虫病防控工作构成巨大挑战。

我国血吸虫病流行区域集中在南方 12 个流行省（直辖市、自治区），这些区域拥有丰富的江、河、湖泊资源，是城市涉水活动的主要举办地，及时准确识别血吸虫病传播风险因素，是做好城市涉水活动中血吸虫病传播风险防控的关键步骤。

城市涉水活动中血吸虫病传播风险因素主要有生物因素、环境因素和社会因素。生物因素包括血吸虫、动物传染源、钉螺等；环境因素包括水系分布、岸边环境等；社会因素包括涉水活动区域、涉水人群等。风险识别方法一般包括：

（1）基于证据的方法，例如检查表法以及对历史数据的评审；

（2）系统性的团队方法，例如一个专家团队遵循系统化的过程，通过一套结构化的提示或问题来识别风险；

（3）归纳推理技术，例如危险与可操作性分析方法。

血吸虫病传播风险识别的常用方法包括对历史数据的评审、专家调查列举法、头脑风暴法、专家会商法等。

对历史数据的评审主要是通过分析近几年该城市血吸虫病人群疫情、动物疫情、螺情等数据，掌握血吸虫病在人群、动物和中间宿主中的流行特点。血吸虫病相关数据主要来源于当地各级血防机构近几年的工作年报、监测数据和日常工作资料。通过对当地近几年血吸虫病历史数据的分析，掌握血吸虫病传播基本情况，是识别传播风险的基础。

专家调查列举法是通过现场调查城市涉水活动区域的水系分布、岸边环境，收集涉水人群信息、钉螺调查、野粪监测等手段，了解涉水活动的现场情况，确定血吸虫病传播风险重点防控地带，为采取有针对性的防控措施提供依据。通过现场调查涉水活动环境，了解涉水区域水系分布、岸边环境，判断不同水系疫情相互影响的可能性，掌握钉螺孳生环境。通过现场收集人群信息、螺情等数据，掌握涉水活动举办前血吸虫病传播风险情况。

头脑风暴法是指组织具有血吸虫病防控知识背景的人员畅所欲言，以发现城市涉水活动血吸虫病传播潜在的相关危险因素、传播风险及相应的处理办法等。头脑风暴法的优点：激发了想象力，有助于发现新的风险和全新的解决方案；让主要的利益相关者参与其中，有助于进行全面沟通；速度较快，并易于开展。局限：参与者可能缺乏必要的技术及知识，无法提出有效的建议；由于头脑风暴法相对松散，因此较难保证过程的全面性（例如，不能将一切潜在风险都识别出来）；可能会出现特殊的小组状况，导致某些有重要观点的人保持沉默，而其他人成为讨论的主角。

专家会商法是指通过专家集体讨论的形式，由参与会商的专家根据所评估的内容及相关证据，结合自身的知识和经验进行充分讨论，提出相关意见和建议。当风险评估内容还没有可依据的固定的评估工具或评估框架时，或受评估时间、评估证据等客观因素的限制，而无法进行较为准确的定性、定量评价时，专家会商法是比较有效和便捷的方法。

第二节 城市涉水活动中的血吸虫病传播风险评估基本流程

城市涉水活动的血吸虫病传播风险评估是通过科学合理的方法，对血吸虫病传播风险因素进行定量分析，判断传播风险级别，掌握关键风险控制点，达到高效防控血吸虫病传播的目的。其步骤包括计划和准备、实施、报告。

城市涉水活动中的血吸虫病传播风险评估的计划和准备工作包括确定评估议题、选择合适的评估方法和人员、准备和收集数据资料。

具体步骤如下：

第一，根据城市涉水活动的主题和特点，确定风险评估议题。

第二，根据风险评估议题和评估目的，选择适当的风险评估方法。城市涉水活动属于大型有组织成规模的文体娱乐集会活动，多使用专家调查列举法、专家会商法、德尔菲法、风险矩阵法中的一种或多种。

第三，根据评估目的、涉及领域和评估方法，确定参加评估人员的数量和要求。一般情况下，参加城市涉水活动血吸虫病传播风险评估的人员通常为从事相关疾病监测与防控的专业人员、实验室检测专业人员、流行病和寄生虫学专家、制定血吸虫病防控措施的决策者等。

第四，准备和收集历年和现况数据资料，如当地血吸虫病年报数据、监测数据、工作资料、自然环境、人群特征等，完成数据的初步分析，并收集整理相关的文献资料。

　　城市涉水活动中的血吸虫病传播风险评估实施工作包括对风险因素进行分析、评价和提出建议等。

　　传播风险分析主要是对城市涉水活动中血吸虫病传播事件发生的可能性、后果严重性和脆弱性进行分析，得出风险要素的风险水平。第一，在城市涉水活动中，对血吸虫病传播的公共卫生风险、事件背景、各类监测信息、历史事件及其危害等，对风险发生的可能性进行分析。可按照发生可能性的大小，分为极低、低、中等、高、极高五个等级，并可根据需要进行赋值（如分别对应 1~5 分）。第二，后果严重性分析。主要从血吸虫病传播的风险影响的地理范围、波及的人口数、所造成的经济损失、对人群健康影响的严重性、对社会稳定和政府公信力的影响、对该活动的顺利举办可能造成的负面影响等方面考虑。可按照其后果严重性的大小分为极低、低、中等、高、极高五个等级，并可根据需要进行赋值（如分别对应 1~5 分）。第三，脆弱性分析。脆弱性分析是对风险承受能力和风险控制能力进行分析，可从人群易感性、公众心理承受力、公众公共卫生意识和自救互救能力、医疗救援能力、技术储备、卫生资源及其扩充能力、公共卫生基础设施、生活饮用水、食品供应、卫生应急能力等方面考虑。可按照脆弱性大小将其分为极低、低、中等、高、极高五个等级，并可根据需要进行赋值（如分别对应 1~5 分）。

　　传播风险评价是依据风险分析结果与可能接受的风险水平进行对照，确定具体的风险等级，将风险分为五个等级，即无、极低、低、中等、高、极高。对于罕见、几乎无潜在影响和脆弱性很低的风险，定为极低风险；对于不容易发生、潜在影响小、脆弱性低的风险，定为低风险；对居于高水平和低水平之间的风险，定为中等风险；对于易发生、潜在影响大、脆弱性高的风险，定为高风险；对于极易发生、潜在影响很大、脆弱性非常高的风险，定为极高风险。也可根据风险赋值结果，确定风险等级。日常风险评估多采用专家会商法，确定风险等级一般不采取评分的形式，而是由专家根据工作经验以及历史监测数据等相关资料综合分析评价后直接确定风险的等级。如采用风险矩阵法，可分别对各风险发生的可能性和后果严重性进行评分，计算出各风险的风险分值。根据风险分值对风险进行等级划分，确定风险级别。

　　城市涉水活动的血吸虫病传播风险评估过程中，还可以根据涉水活动区域及周边情况，结合传播风险因素，将活动所在水域及周边划分为高风险水域、中风险水域、低风险水域和无风险水域。

　　传播风险建议是根据风险等级和可控性，分析存在的问题和薄弱环节，确定风险控制策略，依据有效性、可行性和经济性等原则，从降低风险发生的可能性和减轻风险危害等方面，提出预警、风险沟通及控制措施的建议。

　　传播风险评估报告内容主要由城市涉水活动血吸虫病传播风险评估事件及其背景、目的、方法、结论及依据、建议等几个部分组成。针对不同传播风险等级，有关部门制定相应措施，对风险进行控制。

第三节 风险控制

完成城市涉水活动中的血吸虫病传播风险评估后，最终目的是要采取针对性措施对传播风险进行控制。通过有效预防，及时控制血吸虫病疫情，规范和指导应急处置工作，最大程度降低血吸虫病感染风险，保障涉水人员身体健康与生命安全。

一、常规措施

（一）设置血防安全带
对所有存在血吸虫病传播风险的水域设置血防安全带。根据风险评估结果设置合理的安全带范围。在安全带外围，根据水域风险评估等级，以及人群/家畜活动情况，竖立警示牌。在安全带内，禁止人群接触水体，禁止放牧。

（二）风险水域的灭螺和灭蚴
严格按照《血吸虫病预防控制工作规范》，对存在血吸虫病传播风险水域地带进行多频次、广范围的、反复的药物灭螺和水体灭蚴。依据不同环境类型，采用填埋或使用氯硝柳胺杀灭钉螺和尾蚴，阻止尾蚴的漂流和扩散。对风险等级较高的水域，根据实际情况，适当增加灭螺和灭蚴力度。

（三）风险监测与评估
定期进行风险监测与评估。监测范围包括涉水水域及其周边现有钉螺环境以及历史有螺环境，并根据水域风险等级评估结果，适当扩大监测面积。重点对螺情、野粪、涉水活动水域及其周边有螺环境人畜活动类型、频次等进行监测。监测频率结合水域风险等级评估结果以及水域周边现场环境进行确定。

（四）涉水活动人员的查治病
各级各类血防相关专业机构要积极与辖区有关部门（公安部、文化和旅游部门等）联系，主动掌握涉水活动人员名单及联系方式，以便追踪排查和早期预防性服药。适时进行回访，及时掌握涉水活动人员是否出现尾蚴性皮炎、发热等早期症状，并有针对性地给予早期治疗，防止急性血吸虫病发生。对不慎进入危险地带的涉水活动人员进行重点防护，并登记造册，按规范上报。

（五）健康教育
涉水活动开始前，加强水域周边地区居民的血吸虫病健康教育工作。涉水活动举办地相关部门要利用多种媒体和形式宣传血吸虫病防治知识，并组织人员到涉水活动区域沿线巡查血吸虫病防治环境，巡查员应配明显标志，要求现场宣传血防知识，劝阻人群接触风险水域，对不慎接触风险水体者进行登记，主动开展后续服务，告知能提供相关服务的机构与电话，以便对方主动联系。结合水域风险等级评估结果以及水域周边现场环境，适当增加人员数量和巡查频次，加强巡查员在岗督查。涉水活动开展期间，要对现场参加涉水活动人员、工作人员、观众等做好血吸虫病健康教育工作，防止各类人员误入血防安全带内，接触风险水体。

二、应急措施

由于血吸虫病经水传播、钉螺经水（水生生物等）漂流扩散的特点，在含尾蚴的水体中开展城市涉水活动时，会面临着出现急性血吸虫病暴发疫情或疫情复燃的威胁。当出现急性血吸虫病暴发疫情或疫情复燃时，为有效预防和及时控制血吸虫病突发疫情，规范和指导突发疫情应急处理工作，最大限度减少突发疫情造成的危害，维护社会稳定，保障人民身体健康和生命安全，在坚持统一指挥、分级负责、快速反应、依靠科学、依法管理的原则基础上，一般按照以下程序开展相应的应急处理措施：判定与分级血吸虫病突发疫情—上报突发疫情—应急组织—紧急处置（现场处置和流行病学调查），并做好组织、物资及技术保障。具体步骤如下：

(一) 血吸虫病突发疫情的判定标准与分级

(1) 出现以下情形之一时，视为血吸虫病突发疫情，应启动应急处理工作：

①在尚未控制血吸虫病流行的地区，以行政村为单位，2 周内发生急性血吸虫病病例（包括确诊病例和临床诊断病例，下同）10 例以上（含 10 例，下同）；或同一感染地点 1 周内连续发生急性血吸虫病病例 5 例以上。

②在达到血吸虫病传播控制标准的地区，以行政村为单位，2 周内发生急性血吸虫病病例 5 例以上；或同一感染地点 1 周内连续发生急性血吸虫病病例 3 例以上。

③在达到血吸虫病传播阻断标准的县（市、区），发现当地感染的血吸虫病病人、病畜或有感染性钉螺分布。

④在非血吸虫病流行县（市、区），发现有钉螺分布或当地感染的血吸虫病病人、病畜。

(2) 符合以下条件之一，即可终止应急处理工作：

①在尚未控制血吸虫病流行地区和传播控制地区应急处理工作启动范围内，连续 1 个月无新发生急性血吸虫病病例。

②在血吸虫病传播阻断地区和非流行区应急处理工作启动范围内，连续 1 个月无新发血吸虫病病例，钉螺分布环境已经得到有效处理（通过药物或环境改造灭螺后，使钉螺平均密度控制在 0.01 只/0.1 平方米以下）。

③血吸虫病突发疫情的分级：

Ⅰ级：在 2 个以上（含 2 个，下同）相邻流行省（自治区、直辖市）出现突发疫情，并连续出现新的疫点，疫点所在县（市、区）急性血吸虫病病例总数是前 5 年同期平均水平的 5 倍以上（含 5 倍，下同），且有大范围蔓延趋势。

Ⅱ级：在 2 个以上相邻流行市（地、州）范围内出现突发疫情，疫点所在县（市、区）急性血吸虫病病例总数是前 5 年同期平均水平的 3 倍以上，且有蔓延趋势；或在 1 个非流行市（地、州）范围内，出现突发疫情。

Ⅲ级：在 2 个以上相邻流行县（市、区）范围内出现突发疫情，急性血吸虫病病例数是前 5 年同期平均水平的 2 倍以上，且有蔓延趋势；或在 1 个非流行县（市、区）范围内，出现突发疫情。

Ⅳ级：在 1 个流行县（市、区）范围内出现突发疫情。

（二）应急响应

1. 突发疫情报告

各级各类医疗机构和疾病预防控制机构发现血吸虫病突发疫情时，应当在 2 小时内向所在地县级人民政府卫生行政部门报告，接到报告的卫生行政部门应当在 2 小时内向本级人民政府报告，并同时通过突发公共卫生事件报告管理信息系统向卫健委报告。

2. 突发疫情分级响应程序

Ⅰ级：由卫健委组织有关专家进行分析论证，提出启动或终止应急处理工作的建议，报国务院批准后实施。

Ⅱ级：由省级人民政府卫生行政部门组织有关专家进行分析论证，提出启动或终止应急处理工作的建议，报省级人民政府批准后实施，并向国务院卫生行政部门报告。

Ⅲ级：由市（地、州）级人民政府卫生行政部门组织有关专家进行分析论证，提出启动或终止应急处理工作的建议，报市（地、州）级人民政府批准后实施，并向上一级人民政府卫生行政部门报告。

Ⅳ级：由县级人民政府卫生行政部门组织有关专家进行分析论证，提出启动或终止应急处理工作的建议，报县级人民政府批准后实施，并向上一级人民政府卫生行政部门报告。

3. 应急组织

血吸虫病突发疫情发生后，根据突发疫情分级响应程序，在当地人民政府的统一领导下，由卫生、财政、农业、水利、宣传、教育、公安以及爱卫会等有关部门组成血吸虫病突发疫情应急处理工作领导小组，负责本行政区域内血吸虫病突发疫情应急处理工作的组织管理、指挥和协调；卫生行政部门成立血吸虫病突发疫情应急处理技术指导小组，负责本行政区域内血吸虫病医疗救治、疫情控制和调查评估等相关工作。

（三）紧急处置

1. 现场处置

（1）病人救治：出现血吸虫病突发疫情时，县级以上卫生行政部门应立即组织医疗队，深入突发疫情疫点进行救治。对发现的所有血吸虫病病人，应及时予以治疗。

（2）人群预防性早期治疗：根据早发现、早诊断、早治疗的原则，对同期有疫水接触史的人群进行早期预防性治疗，防止急性血吸虫病发生。早期治疗：用吡喹酮治疗应在首次接触疫水 4 周后，用蒿甲醚治疗应在接触疫水 2 周后，用青蒿琥酯治疗应在接触疫水 1 周后进行。

（3）环境处理：在发生血吸虫病突发疫情的地区，对疫点及其周围有钉螺的水域和钉螺孳生地，用氯硝柳胺杀灭尾蚴和钉螺。喷洒剂量为 2 克/平方米，浸杀剂量为 2 毫克/升；同时，在易感区域设置警示标志，划定安全生活区。有条件时，采用环境改造灭螺的方法彻底改造钉螺孳生地，消灭钉螺。

（4）健康教育：大力开展健康教育，利用各种宣传形式，迅速开展血吸虫病防治知识的宣传，提高群众的自我防护能力，并积极配合和参与所采取的控制措施。

（5）安全用水：要求居民在划定的安全生活区内取水。对饮用水源可能含有血吸虫尾蚴的，饮用前要进行卫生处理。方法为：每50公斤水加漂白精0.5克或漂白粉1克，30分钟后方可饮用。

（6）粪便管理：对病人、病畜的粪便进行灭卵处理，方法为：50公斤粪便加尿素250克拌匀，储存1天以上。

（7）个人防护：教育群众尽量避免接触疫水，必须接触疫水者应在下水前涂抹防护剂，穿戴防护用具。突发疫情应急处理工作人员在现场开展防治工作时应注意个人防护。

2. 流行病学调查

突发疫情的调查由县级卫生行政部门组织，县级疾病预防控制（血防）机构、动物防疫监督机构具体实施。县级疾病预防控制（血防）机构、动物防疫监督机构接到突发疫情报告后，应在24小时内到达现场开展调查。

（1）个案调查：对所有急性血吸虫病病例逐一进行个案调查，同时对在与患者感染时间前后各2周内，曾经在同一感染地点接触过疫水的其他人员进行追踪调查。调查人员应及时将"急性血吸虫病个案调查表"录入数据库，并通过血吸虫病信息专报系统上报。或以最快的通信方式报上级疾病预防控制（血防）机构，同时报告中国疾病预防控制中心寄生虫病预防控制所。

（2）疫点调查：根据个案调查线索确定疫点及其范围，进行钉螺和感染性钉螺调查，有条件的可进行水体感染性测定。对疫点所涉及的居民区进行人群和家畜接触疫水情况调查，并开展人群和家畜查病、治病工作。

（3）自然因素和社会因素调查：对水位、降雨量、气温、自然灾害、人、畜流动情况、居民生产生活方式等相关因素进行调查。

（四）保障措施

1. 组织保障

各级人民政府要加强对血吸虫病突发疫情应急处理工作的领导，协调各有关部门按照各自的职责分工，及时安排落实突发疫情应急处理所需的人员、经费和物资，成立应急处理队伍，为突发疫情应急处理工作提供保障。各级卫生行政部门应建立相应的应急处理人力资源库，并按突发疫情的级别制订人力资源调配计划，组织开展疫情处理和血吸虫病人救治工作。

2. 物资保障

国家和各省卫生行政部门要指定疾病预防控制（血防）机构，做好血吸虫病突发疫情应急处理的技术、物资储备。应急储备物资应妥善保管、指定专人负责，并及时补充更新。储备物资应包括：人、畜抗血吸药物：吡喹酮、蒿甲醚、青蒿琥酯；灭螺药品：氯硝柳胺；防护药品：防护油、防护膏、漂白粉、漂白精等；检测试剂：血清学诊断试剂及相关器材等；设备及器具：灭螺机、显微镜、解剖镜、病原学检查器具等。

3. 技术保障

（1）培训。各级卫生行政部门组织开展血吸虫病突发疫情应急处理的管理培训，各级疾病预防控制机构负责组织相关的技术培训。

（2）演练。各级卫生行政部门应根据本地区血防工作实际，制订血吸虫病突发疫情应急处理演练的计划，并组织实施。

第四节　武汉渡江节血吸虫病传播风险防控

一、武汉渡江节简介

武汉国际渡江节是为纪念毛泽东主席畅游长江而举办的全民节日，由国家体育总局游泳运动管理中心、中国游泳协会、武汉市人民政府和湖北省体育局主办，武汉市体育局、江岸区人民政府、汉阳区人民政府、武昌区人民政府、蔡甸区人民政府承办。在渡江节上，除了普通游泳爱好者参与的不计时横渡活动外，还设置有个人计时比赛，称为抢渡赛。

1935年9月22日和1936年8月30日，武汉分别举行了第2届和第3届横渡长江竞赛，起点、终点与首届相同，参与人数有所增加。

1956年开始，组织了一年一度的横渡长江竞赛活动。1956年5月31日，63岁的毛泽东主席视察武汉，首次畅游长江，游后乘兴写下著名的《水调歌头·游泳》，横渡长江因之闻名于世。武汉于1956年6月24日至30日分批进行首次横渡长江游泳竞赛，参赛选手共有1952人，其中有21名女选手。

武汉市从1956年起到1992年，共举行26届横渡长江游泳竞赛，其中1965年至1968年这四届游程最远，为7000米；1967年参加人数最多，为50000人。

1991年举办了首届"国际横渡长江节"，以"横渡长江"为中心，举行系列商贸交流和大型艺演出等活动。广邀四海嘉宾云集武汉，畅游长江，观光三镇，领略古楚文化，感受今日文明。

1993年，武汉首次举办"国际渡江节"，有10余个国家和地区的选手参加。

1996年后，因长江防汛等原因一度中断4年。

2001年以"抢渡长江挑战赛"重现江城，并配合"五一"黄金周，将传统的7月16日提早为5月1日举行（后恢复为7月16日）。

二、起始点防控技术

渡江节活动水域上下游均为血吸虫病疫区，且活动正值汛期易感季节，长江武昌段有渡江节起始点活动水域，为保障渡江运动员、工作人员及游人身体健康与生命安全，有效地预防和控制急性血吸虫病感染的发生，节前灭螺灭蚴，做好起始点防控工作，对保障渡江节血防安全具有十分重要的意义。

（一）组织领导

武昌区血防办统一组织领导，成立武汉国际渡江节预防血吸虫病工作专班，血防办科长为专班组长，由武昌区疾控中心全面落实各个技术环节，武昌区文体局旅发委对参赛者进行健康教育，沿江的白沙洲街、徐家棚街、杨园街等社区卫生服务中心为专班成员单位，统一协调渡江节的血防工作。

召开渡江节部门协调会议，部署武昌区汛期血吸虫病急感防控工作，会议由区血防办主持，要求区疾控中心、教育局、各街道办事处城管科、水务局等职能部门各负其责，认真做好汛期查螺、灭螺灭蚴、江滩巡堤、健康教育宣传工作。会议明确了一系列的措施规范和指导应急处置工作，最大程度降低血吸虫病感染风险，保障渡江运动员、工作人员及游人身体健康与生命安全，有效地预防和控制急性血吸虫病感染的发生。

（二）物质保障

由专人负责、妥善保管、储备渡江节血吸虫病防治应急处置的物资，并及时补充更新。储备物质包括：抗血吸虫药物：吡喹酮；灭螺、灭蚴药品：氯硝柳胺；灭蚴药品：灭螺胺展膜油剂。

（三）技术保障

区血防办负责组织区疾控中心成立应急预备队，若发现有螺水体接触史的人员，适时对其进行血吸虫病检查和早期预防性治疗。

（四）具体工作开展

1. 渡江节前开展灭蚴

在春季查灭螺的基础上，于渡江节前 2 天，武昌区疾控中心对武昌区起始点附近的八坦路江滩螺点进行灭螺灭蚴工作。对渡江段上游有钉螺的水域和钉螺孳生地，根据不同的环境类型，使用氯硝柳胺杀灭钉螺和尾蚴，或是用杀螺胺展膜油剂严格按照灭蚴方法进行灭蚴，最大限度降低人群感染血吸虫病的风险。

2. 安全教育及拦截措施

武昌区文体局旅发委负责告知参赛者不要越过安全带范围，对渡江运动员、水面工作人员及其他下水人员进行安全教育，确保其在安全带范围内活动，禁止在安全带以外的水域接触江水。在白沙洲、徐家棚街、杨园街等沿江区域设置监督岗，安排专人巡逻，对必须下水人员进行重点防护，如涂抹防蚴灵等，对误入有螺水域的人员进行重点观察，登记造册，并报告血防办公室，必要时由辖区血防专业机构进行预防性早期治疗。

3. 登记回访

武昌区血防办在渡江节开展同时，登记武昌区渡江方队的江下水人员的信息，包括姓名、性别、年龄、身份证号、电话号码等。渡江节 1 个月之后，对这些下水人员进行健康状况的回访，对有需要的人员则进行血检，并进行预防性服药。为了严防血吸虫病感染的发生，渡江节结束后，将继续做好汛期血吸虫病防控工作，密切追踪武昌区渡江节运动员的情况，发现情况及时处理，确保无急感发生。

三、渡江节抢渡线路血吸虫传播风险防控

2019 年，据《"与军运同行"2019 第 45 届武汉 7·16 渡江节总体方案》，个人抢渡长江挑战赛于 2019 年 7 月 16 日（星期二）8：15-9：08 从武昌汉阳门 1 号明口码头下水至汉阳南岸嘴起水，游程约 1800 米，汉阳区疾病预防控制中心按照《市血防办关于印发第 45 届武汉渡江节预防血吸虫病工作方案的通知》（武血办〔2019〕7 号）要求积极应对，认真开展渡江节抢渡线路血吸虫传播风险防控工作。

（一）渡江节抢渡线路血吸虫传播风险识别及分析

南岸嘴位于长江、汉江两大水系交汇处。其中长江沿岸线全长 11.5 公里，上游直接与老血吸虫病疫区经济开发区（汉南区）沌口街接壤，下游至长江、汉江交汇处的晴川南岸嘴，江滩面积约 171 万平方米。长江沿岸线有五条街道，分别是晴川街（现合并至月湖街）、建桥街、洲头街、鹦鹉街、江堤街（原江堤乡），沿线人口约 16.75 万人，流动人口约 1 万余人，沿江范围有 3 所中小学校。汉江汉阳段全长 21.5 公里，上游与蔡甸接壤，下游即南岸嘴。自 1989 年始实施江滩环境改造，通过挖泥吹填，抬高平整江滩，改造钉螺孳生环境，至 2005 年，长江汉阳段汉滩查不到钉螺。但其上游的沌南洲、汉南江滩仍有钉螺分布。上游江滩或江心洲钉螺可依附载体漂流扩散，尤其是汛期洪水给钉螺扩散提供了有利时机，因而渡江节期间渡江运动员及水面工作人员存在感染血吸虫的可能。

（1）渡江节抢渡线路存在感染血吸虫甚至发生急性血吸虫病病风险。

①渡江节抢渡线上下游均为血吸虫病疫区，且正值汛期易感季节；

②渡江运动员很多来自非疫区，属易感人群；

③渡江节活动期间，来自各地的渡江运动员及游人的血吸虫病防护措施落实难较大。

（2）发生感染的可能人群：渡江运动员、水面工作人员及参观渡江节活动的游人。

（二）渡江节抢渡线路血吸虫传播风险防控

1. 加强水体周边安全监测

在春季查螺灭螺工作的基础上，对渡江节起水地点上游 1000 米、下游 500 米处沿岸可疑环境再次进行螺情监测，及时发现残存钉螺或扩散钉螺，及时进行处置，切实保证水体安全。

2. 及时掌握运动员信息

武昌区疾控中心与武昌区文体局及相关部门联系，全面掌握渡江人员基本情况及联系方式，以便及时掌握渡江人员渡江后是否出现异常症状，做好早期针对性治疗工作。

3. 做好现场血防健康教育

渡江节抢渡当天武昌区疾控中心派专业人员在南岸嘴值守，对渡江运动员、水面工作人员及其他下水人员宣传血防知识，进行血防安全教育，确保其在安全带范围内活动，采取有效措施劝阻游人接触安全带以外的水域。

4. 做好跟踪随访

渡江节活动结束后，将继续做好渡江人员跟踪回访工作，确保运动健儿的健康。

（三）防控效果及分析

1. 水体周边安全监测

武昌区疾控中心在春季查螺灭螺工作的基础上，于 7 月 15 日组织 6 名工作人员对渡江节起水地点上游 1000 米、下游 500 米处沿岸可疑环境再次进行螺情监测，未发现钉螺。

2. 做好现场血防健康教育

7 月 16 日上午，区疾控中心派专业人员在南岸嘴值守，对渡江运动员、水面工作人员及其他下水人员宣传血防知识，进行血防安全教育，采取有效措施劝阻游人接触安全带以外的水域，未发现在安全带范围外水域活动人员。

3. 了解运动员信息情况

区疾控中心积极与区文体局门联系，全面掌握了 74 名渡江人员基本情况及联系方式。至 8 月 12 日，已电话随访 69 人，均未出现发热等相关症状。

四、渡江节一般线路起水点血吸虫传播风险防控

（一）背景

江岸区汉口江滩是武汉国际渡江节横渡的起水点，经过 2013 年、2014 年两年的钉螺调查，发现汉口江滩螺情有逐年加重的隐患，而 2015 年第 42 届国际渡江节横渡起水点从无螺区域江滩大舞台迁移至有螺区域汉口江滩三阳广场，血吸虫病传播风险加大。

因此，如何防控血吸虫病传播风险，如何采取科学的防控措施，是保障第 42 届武汉国际渡江节顺利举办的重中之重。江岸区血防办、江岸区疾控中心联合武汉大学健康学院，在武汉市血防办、武汉市疾控中心血防所的大力支持下，对汉口江滩进行了血吸虫病传播风险评估，并根据评估结果，制定科学的血吸虫病防控对策。

（二）评估过程

1. 汉口江滩江岸段血吸虫病传播风险评估方法

（1）利用现场观察法，记录长江江滩江岸段各期的地理、水文特征和人群的基本特征；

（2）运用人群社会行为学调查江滩人群的人群基本特征、空间行为活动规律和自我防护意识；

（3）集成创新规范化、信息化查螺工作体系，查明汉口江滩江岸段的螺情的钉螺分布情况，制作螺情地理信息图；

（4）运用网格式调查法，调查江滩野鼠、野兔等哺乳动物血吸虫病感染情况；

（5）利用风险矩阵法和专家会商法，获得长江江滩江岸段发生血吸虫病感染的风险等级，并提出相应的防控对策。

2. 汉口江滩江岸段血吸虫病传播风险评估结果

（1）总的风险等级：江滩一期、二期、三期、四期总体发生感染的风险等级分别

为中危险度（6）、高危险度（7）、高危险度（8）和极高危险度（9）。

表6-1 江滩各期发生感染的风险等级

区域	危害性	可能性	可控制水平
江滩一期	严重（4）	不大可能（2）	可控制（2）
江滩二期	严重（4）	有可能（3）	可控制（2）
江滩三期	严重（4）	非常可能（4）	较难控制（3）
江滩四期	严重（4）	极可能发生（5）	较难控制（3）

（2）旅游者感染的风险等级：江滩一期、二期、三期、四期旅游者发生血吸虫病感染的风险等级分别为中危险度（6）、高危险度（7）、高危险度（7）和中危险度（5）。

表6-2 旅游者发生感染的风险等级

区域	危害性	可能性
一期	严重（4）	不太可能（2）
二期	严重（4）	有可能（3）
三期	严重（4）	有可能（3）
四期	严重（4）	罕见（1）

（3）职业者感染的风险等级：江滩一期、二期、三期、四期休闲者发生急感的风险等级分别为中危险度（6）、高危险度（7）、高危险度（8）和中危险度（8）。

表6-3 职业者发生感染的风险等级

风险区域	危害性	可能性
一期	中度（3）	有可能（3）
二期	中度（3）	有可能（3）
三期	严重（4）	非常可能（4）
四期	严重（4）	极有可能（5）

（4）综合风险评估结果，得到风险评估结论如下：江滩一期和二期发生血吸虫病感染的可能性均较小，尚处于较易控制水平，但因该地段地处市中心，游人众多，一旦发生血吸虫病，传播影响较大，因此危害性严重；江滩三期发生风险的可能性较大，应当引起有关部门的足够重视，江滩四期发生风险的可能性极大，血防部门应采取积极措施予以应对。

（三）防控策略及措施

根据风险评估结果，专家提出分期分区域进行综合治理，明确各期的治理侧重点。江岸区血办、江岸区疾控中心将风评报告及根据风评结果拟定的防治措施上报江岸区人民政府，区人民政府迅速响应，给予财政及政策支持，使各项防治措施迅速落实到位，保障了武汉市第42届国际渡江节顺利举行，无血吸虫病传播发生。

1. 江滩一期、二期地段采取工程灭螺

针对江滩一期、二期地段内为第42届国际渡江节横渡起水点，因此，采用抽槽土埋的工程灭螺方案，对该地段进行工程灭螺，江岸区政府投入1000万元，于2015年4—5月，进行了工程灭螺，经灭螺后钉螺调查，未发现钉螺存在。

2. 积极介入渡江节起水点项目施工

在渡江节起水点施工过程中，江岸区血办、江岸区疾控中心积极介入，与项目建设单位、设计单位、施工单位等沟通，用风评结果为依据，要求起水点施工结合做好血吸虫防治措施，对起水点滩面进行硬化处理。

3. 起水点预防性灭螺灭蚴

虽然起水点经过工程治理，但是，该地段原始地貌未改变，经过汛期涨水，不能保证上游无钉螺漂流而下，因此，为保障渡江节健康安全，江岸区血办、江岸区疾控中心在渡江节前一周，对起水点上游500米、下游300米进行了预防性药物灭螺灭蚴。

4. 人群宣教

对参加横渡长江的江岸区所辖单位及个人进行血吸虫病防治知识宣教，要求严格按赛会指定路线横渡长江，如果意外漂流至路线意外，应及时与现场疾控中心血防巡查人员联系，进行预防性处置。

5. 设立巡查拦阻岗

渡江节当天，江岸区血办、江岸区疾控中心在长江二桥、汽渡码头、水文站码头，设立巡查拦阻岗，对未按规定线路起水的人员进行拦阻，并采取相应的预防措施。

6. 关注"野渡"人员

"野渡"人员是指没有参加渡江节横渡活动，而自行进行横渡长江的人员。这些人常常在渡江节活动结束后自行横渡长江，因此，巡查拦阻岗在渡江节横渡结束后，不能立即撤走，而需要一直坚持全天守护。

第五节　黄陂"龙舟节"血吸虫病传播风险防控

一、背景

20世纪80年代以来，每逢端午节，千年古渡口——黄陂区盘龙城街黄花涝村承传先统，以龙会友，举办了多届龙舟大赛，名动一方。2017年端午节，黄花涝人将再次以龙舟大赛的形式传承历史文化，其间，有12只龙舟船、近300人在黄花涝开展龙舟赛，现场观众达千人。但是，由于赛点府河江滩为武汉市现有钉螺分布最密集的4大水系河滩之一，河滩钉螺面积达 1765300m²，居民点与府河最近仅相距 10m，且黄花涝村旧时血吸虫疫情肆虐，中华人民共和国成立以来，该村有 50 多人死于血吸虫病，历史累计钉螺面积 6824400m²，现有钉螺面积 1765300m²，居民总人口中有 1712 人以渔业为生，彼时该村尚有晚期与慢性血吸虫病人 8 例。参赛队员部分属于非疫区的血吸虫病易感人群，再加上当时正是涨水季节，不能不警惕在血吸虫病疫区开展人群大型涉水活动产生的额外感染血吸虫病的风险。

对此，黄陂区卫健委、血防办领导高度重视，要求黄陂区血防所对盘龙城黄花涝龙舟节赛点开展血吸虫病传播风险评估工作，针对评估结果，采取必要的血吸虫病预防、控制措施，防控血吸虫病急感突发疫情的发生。

二、评估目的

（1）开展传播风险监测与评估，划分区域风险等级与优先顺序，确定防控重点，采取针对性措施，确保龙舟节参赛人员不发生急感突发疫情。

（2）为盘龙城经济开发区提供血防风险参考，依据风险评估结果，为每年龙舟节活动提供疫情信息和科学的防护措施，确保人民群众身体健康。

三、评估依据

（1）《中华人民共和国传染病防治法》（2004 年 8 月修订）；
（2）《血吸虫病防治条例》（2006 年 5 月）；
（3）《湖北省血吸虫病防治条例》（2008 年 9 月）；
（4）《血吸虫病突发疫情应急预案》（2005 年 7 月）；
（5）《国务院关于进一步加强血吸虫病防治工作的通知》（国发〔2004〕14 号）；
（6）《血吸虫病控制和消除国家标准》（GB15976—2015）；
（7）《血吸虫病预防控制工作规范》（卫疾控发〔2006〕439 号）；
（8）《钉螺调查与药物灭螺技术规范》（卫生部）；
（9）《血吸虫病查病与人群化疗技术规范》（卫生部）；
（10）《血吸虫病防治手册》（卫生部疾病控制司）。

四、评估时间

（1）筹备组织（2017 年 5 月 10 日—5 月 15 日）。
①建立组织机构。武汉大学健康学院、武汉市血研所、黄陂区血防所血防相关专业人员成立盘龙城黄花涝血吸虫病风险监测与评估工作专班。
②制定《黄花涝龙舟赛人员急性血吸虫病防控工作实施方案》和《黄花涝龙舟赛人员血吸虫病传播风险监测与评估实施方案》，细化工作任务，确定工作目标，明确工作职责。
（2）收集历史疫情资料，开展现场环境调查与风险监测工作（2017 年 5 月 20 日—5 月 23 日）。

（3）实验室检测和数据分析（2017 年 5 月 25 日—5 月 27 日）。

（4）组织专家会商进行风险评估，结合专家对现场的风险论证意见，针对风险评估结果与风险管控措施，制定了《黄花涝龙舟赛人员急性血吸虫病防控工作实施方案》，撰写了《黄花涝龙舟赛人员血吸虫病防控工作情况汇报》，一并提交给黄陂区血防领导小组和盘龙城经济开发区管委会。

五、评估方法

（1）收集黄花涝区域及上游童河村、下游丁店村一定范围内的血吸虫病疫情历史、现状资料，比较分析疫情变化趋势。在上、下游钉螺分布数字化地图的基础上，GPS精准定位黄花涝村、童河村、丁店村现有螺点与历史螺点并展示螺情详细信息。

（2）现场调查黄花涝村、童河村、丁店村河滩有螺水系钉螺分布环境特征以及相关因素的流行情况。

监测范围与内容：范围包括黄花涝村、童河村、丁店村全部有螺环境和可疑环境，牛、羊、猪、马、狗等家畜或人群活动的野外环境。进行 GPS 定位下数字化查螺、野粪监测、野鼠传染源调查、哨鼠监测、现场环境及人员活动情况调查。

监测指标：活螺密度、钉螺感染率、野粪阳性率、采集野粪数、哨鼠阳性率、野鼠阳性率。

现场调查风险三级标准评定：

Ⅰ级风险：查出感染性钉螺或阳性野粪或哨鼠阳性的环境；

Ⅱ级风险：查出活螺平均密度大于 1 只/0.11 平方米或最大单框钉螺密度≥80 只/框。

Ⅲ级风险：查出活螺平均密度小于 1 只/0.11 平方米，且无感染性钉螺、无阳性野粪、无哨鼠阳性的有螺环境。

（3）选择专家会商，专家背景涵盖流行病、统计学、实验检测、血吸虫病防治等多学科，既包括经验丰富的一线防治人员，也包括高校血吸虫病基础研究领域的专家，评估龙舟节赛点的府河黄花涝段上下 2000m 水域血吸虫病传播风险，并据此提出针对性防控措施。

六、现场风险监测结果

（一）钉螺调查
童河村调查 3100 框，活螺数 181 只，活螺平均密度 0.058 只/0.11 平方米；丁店村调查 2600 框，活螺数 11 只，活螺平均密度 0.004 只/0.11 平方米；黄花涝村调查 1200框，未发现活螺；三村均无感染性钉螺。

（二）野粪调查
童河村调查狗粪 18 份，丁店村调查狗粪 13 份，黄花涝村调查狗粪 15 份，检测均为阴性。

（三）哨鼠检测水体感染

黄花涝村、丁店村各投放小白鼠 20 只，哨鼠检测均未发现阳性。

（四）现场风险监测结果

属于Ⅲ级风险（最低风险）。

七、风险评估结果

湖北省血吸虫病专家咨询委员会经过龙舟节活动现场考察，听取黄陂区血吸虫病防治所、盘龙城卫生院关于此次活动背景、举办地血吸虫病疫情状况以及现场监测结果，认为存在以下较高风险：

（1）此次活动举办地历史为有螺地带，现仍为有螺地带，黄花涝村府河河滩钉螺面积 176.53 万平方米，上游天河童河村府河河滩钉螺面积 52.53 万平方米，下游丁店村府河河滩钉螺面积 143.07 万平方米，府河水位不能控制，消灭钉螺难度大，甚至有钉螺扩散的可能。

（2）现场考察发现，针对参与本次活动人员的血吸虫病防护措施不全。

（3）实施方案中，缺失关于血吸虫病防护的应急预案及防护措施。

（4）近年来的血吸虫病风险监测结果显示，活动现场血吸虫病传播链仍然存在。黄花涝村为渔民村，以打鱼为生，作业地点均为府河水域，每年查病均发现有高滴度血检阳性患者，近年开展血吸虫病普查及风险监测结果显示，该区域血吸虫病传播链仍然存在。

（5）围观人群多为外来人员，为血吸虫病易感人群，感染血吸虫病风险极大，且有扩散至区外的风险。

八、风险管控措施

（一）灭螺灭蚴

准确掌握本辖区钉螺分布、处数和面积，根据钉螺分布情况，有针对性地扎实做好药物灭螺工作，灭螺覆盖到紧邻该村上游天河街的石头河和下游丁店村的有螺环境。水体灭蚴主要针对黄花涝龙舟赛点水域面积 20 万平方米，灭蚴药物为展膜油剂（杀螺胺），用药量 $2g/m^2$。

（二）准确掌握重点人群信息

对龙舟大赛参赛人员进行登记造册，详细记录人员的住址、姓名、职业、联系方式（手机）等信息，并以参赛队为单元建立微信群，掌握其运动范围或活动区域，为预防性治疗提前做好准备。

（三）参赛队员使用防护药品

每个龙舟队派一名血防专业人员督促帮助参赛队员涂擦防护药品，确保防护到位。

（四）开展血防知识宣传教育

组织专班，除对该村居民开展血防健康教育，并对参赛人员和游玩观看人员进行血防知识宣传，阻止游玩观众接触水域，发放宣传单（册）8000 张，在辖区竖立警示牌 15 块，刷写宣传标语 20 条，建立防护岗 3 处，设巡视人员 12 人。

九、管控效果与讨论

（一）劝阻人群接触疫水

黄陂区血防所和盘龙城卫生院组织专人对观看龙舟赛人员进行劝阻，共劝阻人群 1140 人，避免了人群感染血吸虫。

（二）发热病人排查

丁店村发热病人 4 人，童河村发热病人 4 人，黄花涝村发热病人 3 人，龙舟参赛人员未发现发热病人，对登记 11 人进行了排查，均不符合急感病例。

（三）后期查病

龙舟大赛结束 35 天后，对接触疫水的 267 名参赛人员进行了血吸虫病普查，未发现血检阳性患者，对参赛人员预防性服药达到全覆盖，吡喹酮计量按 40 毫克/千克体重一次性顿服。

本次风险监测结果显示，盘龙城黄花涝村为最低风险，虽当年未发现钉螺分布，但府河受长江水位影响，水位不能控制，上游有钉螺分布的天河街童河村，下游有钉螺分布的丁店村，黄花涝村虽然病情相对稳定，但钉螺面积有反复的可能，一旦相邻村传染源侵入，仍可引起血吸虫病的流行。因此，在今后的工作中，在加强查灭螺工作力度与质量控制、有效压缩钉螺面积的同时，应加大对病情的监测力度，特别是要把外来传染源监测作为血防工作的重点，对来自疫区的流动人群及从疫区输入的家畜，要进行血吸虫病病原检查。对查出的血吸虫病患者或病畜，应及时予以治疗和处理。黄花涝村是一个有着多年举办龙舟赛的传统村落，把风险监测和风险管控纳入常规的工作开展，最大限度地压缩疫情，对避免当地村民特别是龙舟赛人员感染血吸虫有着非常重要的意义。

第七章 新城区规划与建设中的血吸虫病传播风险防控

第一节 新城区规划

一、风险识别与评估

大型建设项目的兴建，在促进经济发展和社会进步的同时，也给血吸虫病防控工作带来巨大挑战，如不进行合理规划、施工前中后不采取相应的预防控制措施，将给人民群众的身体健康带来了一定的威胁。社会经济因素对血吸虫病流行、预防和控制的影响，早已为人类学家和血吸虫病防治研究人员所认识，20世纪至21世纪初，为合理配置资源、实现经济可持续发展，我国实施了一系列的重大水利工程，包括三峡工程、南水北调及退田还湖等，均引起水位、植被类型及微生境气候等环境因子的显著改变。2006年5月1日，国务院颁布实施了《血吸虫病防治条例》，第二十三条明确规定，建设单位在血吸虫病防治地区兴建水利、交通、旅游、能源等大型建设项目，应当事先提请疾病预防控制机构对施工环境进行卫生学调查，并根据疾病预防控制机构的意见，采取必要的血吸虫病预防、控制措施。

（一）新城区规划风险识别

一是水利资源开发。新城周边水系均为有螺水系，水利资源开发可能会造成钉螺扩散与蔓延；二是建设新城必将开发大量土地，部分有钉螺地带如果在开发项目内，可能会造成螺情复燃，或者向周边地块扩散；三是新城建设，环境的改变也使人群定居和活动的方式发生变化，这些变化有利于血吸虫病的传播。此外，人口流动可能带来额外风险评估，大型工程的兴建将带来大量外来人员的流入，可使输入性病例进入，对血吸虫病流行影响较大，新城建设又将区域内有螺土方扩散到周边无螺区域的风险，使流动人口、易感人群增加，感染风险加大。

（二）新城区规划的风险评估

1. "新城"血吸虫病疫情资料收集

包括人群病情资料、家畜病情资料、螺情资料、基础资料、历年疫情变化情况等本底资料。

2. "新城"建设规划整理

包括区域内有螺水系桥梁建设、水利设施、水利资源开发项目等；在有螺地带施工工程、土地开发项目等；大型人口聚集点建设、外来人员流入集中点及数据等。

3. 区域内血吸虫疫情现状对新城建设产生的影响

区域内血防机构防治力量、防治水平与新城建设同步的问题。

4. "新城"建设区域内疫情监测

分析工程运行期区域目标人群、家畜病情指标的变化和潜在污染指数，评价工程对外来传染源流动性的影响、钉螺分布的影响、疾病的流行病学特征和病原体对环境的污染程度，及其各项预防控制措施的效果。

二、风险控制

建设单位在血吸虫病疫区施工前开展血防卫生学调查与评价，是卫生执法的一项重要内容，也是工程建设单位应该遵守的一项制度，这样做能尽早识别风险，防微杜渐。在一些已开展的血防卫生学评价工程中，多数项目在已获得审批，甚至已付诸实施后才知晓并开展血防卫生学评价，增加了项目建设单位执行卫生学评价意见的难度，且工程项目造成血吸虫病传播往往是潜在的，且时间跨度大，若风险爆发后再实施治理，则事倍功半。

一要积极构建由血防专业机构与基层卫生单位组成的信息、报告网络系统，如当前的血吸虫病防治力量恐不足够应对辖区未来大批人口的迁入，需加强基层人、经费、物资的补充。

二要结合新城规划的水利、土地建设，如有大面积的滩涂环境，参照如武汉汉口江滩改造的模式，加大对有螺外滩的开发治理力度，减少或消除钉螺随水扩散威胁，改造钉螺孳生环境，消灭钉螺。

三要建立当地居民与施工人员对钉螺的识别、发现和报告机制，建设施工单位应制定防治方案，切实把早期预防、健康教育和查治病等工作落到实处。

四要在工程建设未开展前，对区域内的历史有螺环境进行一次全面普查，对仍然适宜钉螺孳生的环境进行改造，消除隐患。

第二节　新城区建设

一、风险识别与评估

血吸虫病的流行与自然、社会、经济等诸多因素密切相关，中华人民共和国成立以来，在党和政府的领导下，血防工作取得了巨大成就，血吸虫病疫情显著下降。但受多种因素的影响，在 21 世纪初期，血吸虫病疫情出现了回升趋势。其中，由于建设项目的开展导致钉螺扩散和疫区扩大，是一个重要因素。新城区建设项目的兴建，必将改变区域及周边一定范围内的生态环境，为疫区血吸虫病的传播带来潜在的风险，所以必须对建设项目影响涉及的血吸虫病传播风险因子进行识别，结合工程建设与区域环境特征，系统分析项目运行可能导致钉螺扩散和传染源流动的风险因素，科学论证工程建设运行的血吸虫病防制卫生学可行性，提出切实有力的预防控制对策与措施，以有效防止因项目工程而引发的钉螺扩散与血吸虫病蔓延。根据《血吸虫病防治条例》，施工期间，建设单位应当设专人负责工地上的血吸虫病防治工作；工程竣工后，应当告知当地县级疾病预防控制机构，由其对该地区的血吸虫病进行监测。

（一）水利资源开发

血吸虫病传播中，血吸虫及其中间宿主钉螺生活史的完成均与水有着十分密切的关系，新城规划中可能会涉及有螺水系的水网连通和河道整治，恢复原有河漫滩、湿地等特色水体等，如未同步开展血吸虫病防制治理工作，及时灭螺阻螺，则很可能改变钉螺孳生与血吸虫病传播的生态环境，使钉螺沿着新修复的水岸线与适宜孳生的湿地植被大肆繁殖扩散和蔓延。在实际中，在水利建设后造成血吸虫病疫区扩大的事例并不少见。

表 7-1　　　　　　　　国内外涉水工程建设对血吸虫病流行影响情况

国家及地区	涉水工程	血吸虫种类	居民/钉螺感染率（%）	
			工程前	工程后
埃及	阿斯旺大坝	埃及	2~11（1934年）	45~75（1937年）
坦桑尼亚	阿鲁沙奈尼	曼氏	3	50~85（30年后）
加纳	沃尔塔湖	埃及	5~10	90（1968年）
尼日利亚	凯因奇湖	埃及	4	45（1971年）
伊朗	德兹灌溉	埃及	15	30（1967年）
苏丹	吉齐拉	埃及	<1（1924—1944年）	21~45（1952年）
赞比亚	卡里巴湖	埃及/曼氏	0	15~70（1968年）
中国安徽	陈村水库	日本	0%（1958年）	加开灌渠后4%，发生急感（1992—1996年）
中国四川	丹棱水库	日本	无（1970年）	灌渠经流行村，20%，急感（1979—1986年）
中国湖南	桃园黄石水库	日本	历史非流行区（1960年）	灌溉水系出现大片血吸虫流行区（1990年）
中国湖北	汉北河人工河	日本	沿河县市血吸虫病流行范围小（1970年）	血吸虫病高度流行区（1980年后）

（二）土地开发

新城建设势必伴随着大量土木建筑开发。在血吸虫病疫区，土地开发一方面改变生态环境，可能使原本不适宜血吸虫及其中间宿主钉螺生长繁殖的环境变成了适宜的栖息地，钉螺由灌溉沟渠从流行区引入，并开始繁殖孳生；部分有钉螺地带如果在开发项目内，环境的改变则可能会造成螺情复燃或者向周边同样改变环境的地块扩散。1998年特大洪水后，洞庭湖区实施大规模平垸行洪、退田还湖工程，双退堤垸废弃后重新成为湖区垸外洲滩的一部分，大多适宜钉螺孳生；而2004年调查平退堤垸钉螺分布情况时，发现部分平退堤垸及废垸钉螺扩散，废垸钉螺来源一是原有垸内钉螺扩散，二是平退后邻近废垸的外洲钉螺向废垸内扩散，三是钉螺远距离经各种途径向废垸内扩散。另一方面，土地开发风险源于人为施工过程，开挖地基，草皮重翻造成钉螺复现；取运土方，区域内有螺土方扩散到周边无螺区域，使原本局灶性疫点向外逐渐扩大，易造成血吸虫病的传播和蔓延，幸而施工方可通过事先与当地血防机构沟通，知晓有螺区域，在施工时予以重视预防，此种风险在人力可控制和消除的范围内。

（三）新城建设社会功能布局

社会功能布局决定了建筑定位和生态环境的营造，前期未充分调研了解地理环境评估生态安全即划片布局，可能构成某些潜在风险。如森林带、绿色湿地水网、布局城市公园、口袋公园等，苗木林地和湿地环境对钉螺生长、繁殖均有影响，两种环境均存在着钉螺输入、孳生、扩散的风险，特别是江滩与府河河滩尚有大面积的垸外钉螺。资料表明，武汉天兴洲1953年围堤前，该洲尚无钉螺孳生，仍为一片沙洲，20世纪60年代初期出现芦苇、草滩和野生柳树，中期经人工栽培形成柳树林。1977年秋，急性血吸虫病暴发流行，发生急感827例，查出粪检阳性1188人（32.5%）、病牛128头（39.5%）、有螺面积9760.05亩，活螺平均密度为11.7只/框，钉螺感染率1.3%，以柳树林中的活螺密度最高，至此，天兴洲成为血吸虫病新疫区。由此可知，钉螺的迁移扩散、繁衍生息与杂草、苇芦、树木、湿地等条件密不可分。在布局森林带、湿地生态园、城市公园时，有必要充分评估苗木林地及湿地生态安全，积极做好苗木及湿地相关检疫，加强苗木林地和湿地生态环境的监测，防止钉螺输入及扩散。

（四）人口流动

新城建设中，除施工人员外，还将带来大量外来人员的迁入，数量庞大的流动人群有的来自血吸虫病疫区，其中不乏相当数量的血吸虫病人，为血吸虫病传播带来隐患。索马里、泰国及非洲、南美洲的局部地区曾因动乱和移民而导致非流行区血吸虫病的传入和流行。在我国，湖南省洞庭湖区每年有来自十多个省的10余万人进行各种生产活动，导致流行区传染源和易感者数量的增加；安徽省全椒县大墅镇大饶和龙门2个行政村1995年被确定为血吸虫病新流行区，据考证，可能是由于1986年开始修建的合宁高速时流行区外来民工将血吸虫病引入所致。未来新城产业集聚，伴随大量人口涌入，如果有周边疫区输入性病例进入，病原体污染水体，尤其与江滩等残存钉螺的偶合，将使零星螺点变为易感地带，可造成新的流行区或疫情复燃，直接威胁市民的健康安全。武汉武昌区杨园街地区为历史非流行区，由于流动人口传染源输入，1989年发生了急性血吸虫病暴发流行，急感1604人。因此，在新城建设过程中，相关的预防性服药、查灭螺、健康教育、查治病等血吸虫病防治措施应同步实施，以保证建设项目安全、施工人员和居民身体健康。

（二）新城区建设的风险评估

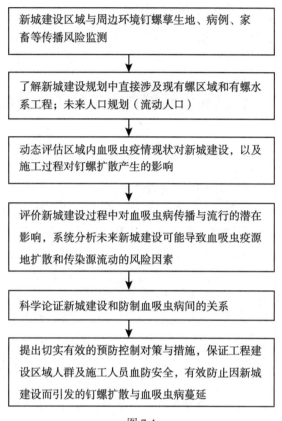

图 7-1

二、风险控制

项目建设单位应将控制血吸虫病流行的各项措施与项目的设计、施工、监理和验收同步实施。

一是要切实履行市、区各级血防行政主管部门和事业单位的机构职责，全面落实新城地区血吸虫病防制监测工作的组织领导、政策扶持、技术指导和经费来源等各项保障措施，不断强化各级领导的质量管理意识。

二是要根据《血吸虫病预防控制工作规范》，成立血吸虫病防制监测工作行政督查小组和防制监测技术指导小组，定期开展政府督查、现场技术指导、预防人员培训、区域人群宣教和考核评估工作，促进各项措施的有效落实，提高监测质量，确保一方平安。

三是同步开展血吸虫病疫情监测工作。工程运行期，制定区域血吸虫病疫情监测方案与详细实施细则，定期开展新城有螺水体上游钉螺实时监测、疫水测定、漂浮物观察以及辖区历史有螺环境的螺情监测、人畜病情监测、流动人群监测和动植物检疫工作，巩固已有血防成果。

四是建立敏感有效的监测预警体系，确保工程运行的安全。施工期间，建设单位应当设立专人负责工地上的血吸虫病防治工作。

五是加大血防健康教育、法制教育和人畜查治力度，进一步增强群众的血防意识和自我参与意识。

第三节　武汉长江新城血吸虫病传播风险防控

一、背景

2017 年 7 月 17 日，武汉市人民政府召开新闻发布会，正式宣布：长江新城选址汉口谌家矶—武湖地带。长江新城选址的区位是：东至武湖泵站河，南至长江北岸，西至滠水河、府河，西南至张公堤路，北至江北铁路。武汉市委、市政府对长江新城的定位是：坚持世界眼光、国际标准、中国特色、高点定位，把长江新城建设成为践行新发展理念的典范之城。长江新城规划起步区域为 30 平方公里到 50 平方公里，中期发展区100 平方公里，远程控制区 500 平方公里。

长江新城选址汉口谌家矶—武湖地带，所在江岸、黄陂两个辖区均为血吸虫病流行区，长江新城起步区涵盖的 7 个村均为血吸虫病疫区村，根据《血吸虫病防治条例》《湖北省血吸虫病防治条例》和《国务院关于进一步加强血吸虫病防治工作的通知》（国发〔2004〕14 号文）等法规、文件的要求，建设单位在血吸虫病防治地区兴建水利、交通、旅游、能源、城市建设等大型建设项目，应当事先提请疾病预防控制机构对施工环境进行卫生学调查与评估，并根据疾病预防控制机构的意见，采取必要的血吸虫病预防、控制措施。武汉市卫生计生委于 2017 年 7 月要求武汉市疾病预防控制中心开展长江新城起步区血吸虫病传播风险评估工作。

二、评估目的

（1）开展传播风险监测与评估，划分区域风险等级与优先顺序，确定防控重点，采取针对性措施，确保长江新城建设过程中不发生急感突发疫情。

（2）为决策部门前期新城规划提供血防风险参考，使新城建设活动符合国家卫生政策及有关规定。

（3）依据风险评估结果，在建设前、中、后期协同采取风险管理对策，预防控制与规划建设同步进行，进一步促进区域生态环境建设，保障民众身体健康。

三、评估依据

（一）法律法规

（1）《中华人民共和国传染病防治法》（2004 年 8 月修订）；

（2）《血吸虫病防治条例》（2006 年 5 月）；

（3）《中华人民共和国环境影响评价法》（2003 年 9 月）；

（4）《突发公共卫生事件应急条例》（2010 年 12 月 29 日修正）；

（5）《湖北省血吸虫病防治条例》（2008 年 9 月）。

（二）规章及规范性文件

（1）《突发公共卫生事件应急预案》（2006 年 2 月）；

（2）《血吸虫病突发疫情应急预案》（2005 年 7 月）；

（3）《国务院关于落实科学发展观加强环境保护的决定》（国发〔2005〕39 号，2005 年 3 月）；

（4）《国务院关于进一步加强血吸虫病防治工作的通知》（国发〔2004〕14 号）。

（三）评价技术导则

（1）《血吸虫病控制和消除国家标准》（GB15976—2015）；

（2）《血吸虫病预防控制工作规范》（卫疾控发〔2006〕439 号）；

（3）《钉螺调查与药物灭螺技术规范》；

（4）《血吸虫病查病与人群化疗技术规范》；

（5）《血吸虫病防治手册》；

（6）《家畜血吸虫病查治技术规范》。

四、评估计划安排

一是筹备组织（2017 年 8 月 3—15 日）。

（1）建立组织机构。组织市血防所、黄陂区血防所、江岸区疾控血防科相关专业人员成立武汉市长江新城建设血吸虫病风险监测与评估工作专班。

（2）制定《长江新城起步区血吸虫病传播风险监测与评估实施方案》，细化工作任务，确定工作目标，明确工作职责。

二是收集历史疫情资料，开展现场环境调查与风险监测工作（2017 年 8 月 15—30 日）。

三是实验室检测和数据分析（2017 年 9 月）。

四是组织专家会商进行风险评估，撰写报告总结（2017 年 9 月底）。

依据资料回顾和现场调查结果，组织专家进行会商进行风险评估与风险管控措施制定，撰写《武汉市长江新城建设血吸虫病风险监测与评估报告》并提交决策部门。

五、风险评估资料来源

（1）长江新城起步区域及毗邻区域血吸虫病疫情历史资料和年报数据、传染病疫情网络直报系统数据、各区疾控中心开展的常规监测资料及相关疫区实施的防治措施。

（2）组织专业技术人员开展人群血吸虫病疫情、家畜血吸虫病疫情和钉螺、野粪分布、人畜活动等现况调查。

六、风险评估方法

(一) 文献检索法与头脑风暴法

通过查阅资料和文献，用于风险识别过程，即在主要识别长江新城建设地区的钉螺扩散与血吸虫病蔓延风险相关因子，根据风险因子确定评估所需背景材料。

(二) 历史文献分析法

收集新城建设涉及区域及周边一定范围内的血吸虫病疫情历史、现状资料，比较分析疫情变化趋势。在全市钉螺分布数字化地图的基础上，GPS 精准定位新城区各片区现有螺点与历史螺点并展示螺情详细信息。

(三) 现场勘查法

现场调查建设区域内长江、府河、滠水等有螺水系钉螺分布环境特征以及相关因素的流行情况。

1. 监测范围与内容

监测范围包括武湖街、谌家矶街流行村及其上游全部有螺环境和可疑环境，牛、羊、猪、马属、狗等家畜或人群经常活动的野外环境。进行 GPS 定位下数字化查螺、野粪监测、野鼠传染源调查、哨鼠监测、现场环境及人员活动情况调查。

2. 监测指标

$$活螺密度 = \frac{捕获活螺数}{调查总框数}$$

$$钉螺感染率 = \frac{感染性钉螺数}{解剖钉螺数} \times 100\%$$

$$野粪阳性率 = \frac{阳性野粪数}{采集野粪总数} \times 100\%$$

$$哨鼠阳性率 = \frac{阳性哨鼠数}{解剖哨鼠总数} \times 100\%$$

$$野鼠阳性率 = \frac{阳性野鼠数}{解剖野鼠总数} \times 100\%$$

3. 现场调查风险三级标准评定

Ⅰ级风险：查出感染性钉螺或阳性野粪或哨鼠阳性的环境。

Ⅱ级风险：查出活螺平均密度大于 1 只/0.11 平方米（框），且无感染性钉螺或野粪阳性或哨鼠阳性的环境。

Ⅲ级风险：查出活螺平均密度小于 1 只/0.11 平方米，且无感染性钉螺或野粪阳性或哨鼠阳性的环境。

(四) 专家会商法

选择的专家背景涵盖流行病、统计学、实验检测、血吸虫病防治等多学科，既包括经验丰富的一线防治人员，也包括高校血吸虫病基础研究领域的专家，评估长江新城血吸虫病传播风险，并据此提出针对性防控措施。

七、风险识别

长江新城毗邻长江、府河、滠水河、武湖、后湖等众多河流湖泊，同时，区域内有朱家河、汉北河、长江三大有螺水系，河流上、下游均存在血吸虫病流行区；地貌单元主要为长江冲洪积二、三级阶地，江水冲击形成极其适宜钉螺孳生的地貌，现仍有垸外钉螺孳生面积；传染源方面，辖区内虽无存栏耕牛，但辖区外水系上游江岸区江滩曾有阳性野鼠和犬类传染源，辖区内也有慢性及晚期血吸虫病病人。血吸虫病传播的传染源、传播途径和易感人群三个流行环节完整，传播风险源持续存在。长江新城起步区涵盖的 7 个村均为血吸虫病疫区村，流行村总人口数 38876 人，历史累计血吸虫病患者 11848 人，历史累计钉螺面积 3881.08 万平方米 。为方便传播风险源识别，按水系结合疫情特点，人为地将新城血吸虫病风险源区划分为 5 个片区和 1 个周边风险源片区，即朱家河片区（朱家河村）、汉北河谌家矶片区（平安铺村、新建村）、长江谌家矶片区（先锋村）、长江武湖片区（东风村、滨湖村），并增加水系上游作为周边风险源区（长江上游与先锋村相邻风险区为江岸区、隔江 1.2 公里外的天兴洲北岸；朱家河上游风险区除与朱家河村相邻的江岸区，尚有沿府河流域最近的东西湖区，以及府河对岸相隔 1 公里的黄陂区滠口街），进行长江新城血吸虫病传播风险源识别。

八、风险分析

（一）收集分析与新城相关历年血吸虫病疫情

首先分析近年武汉市与周边城血吸虫病基本流行情况，列图表分析 2007—2016 年谌家矶街、武湖街查出病人构成及人群新发血吸虫病例感染率，1990—2016 年家畜查病、钉螺调查变化趋势；收集 5 年经费、物资储备、人员设备、应急能力、公众血防知识知晓率等指标，分析两街道血吸虫病防治机构及防治能力；列表分析 5 年螺情、人群疫情、感染性动物与野粪调查情况。

谌家矶街及武湖街具备完备的血防防控体系，队伍稳定，专技人员素质较高，公众血防意识强，具备应对重大突发疫情的能力；经过多年的科学防治，各片区人群感染率已降到历史最低，连续 10 年未发现当地感染性钉螺、病人、病畜且疫情逐年下降，目前处于低流行且为历史最低水平。

（二）现场风险监测

调查结果显示活螺平均密度小于 1 只/0.11 平方米，无感染性钉螺、野粪，哨鼠检测水体感染阴性，属于Ⅲ级风险（最低风险）。

九、风险评估结果

查阅资料和文献，运用文献检索法与头脑风暴法，充分运用上述疫情资料与提出的钉螺扩散与血吸虫病蔓延风险相关因素，采用专家会商法评估长江新城血吸虫病传播风险。从既往 5 年历史资料和现场多种手段监测资料来看：①目前起步区出现钉螺扩散与阳性钉螺的可能性很小，风险低，风险顺序为：朱家河片区>汉北河谌家矶片区>长江谌家矶片区>长江武湖片区>汉北河武湖片区；②区域内居民、钉螺、野粪、野鼠、哨鼠等均未发现血吸虫阳性携带者，人群感染率为0，风险监测均属于Ⅲ级风险，起步区及周边血吸虫病传播风险水平较低；③潜在流行风险不容忽视。在现场见到汉北河滩、朱家河滩均有大量外来休闲人员活动与大型建设工地施工人员，接触有螺水体频繁，与起步区相邻的滨湖村连三教螺点、府河上游的滠口与东西湖区找到数量较多的羊粪与犬粪，虽未查出阳性，但要警惕其对区域内自然疫源性传染源（野鼠等）的影响。

十、风险管控措施及报告提交

根据新城风险水平与各风险片区风险优先顺序，根据专家意见，于规划前阶段初步提出了四点意见并提交于政府决策部门，后期会根据新城的规划与建设进程陆续进行多轮动态评估并同步更新防治对策。

（1）贯彻政府主导、部门协作、综合治理、分类防治的主导思想，成立血吸虫病防制监测工作行政督查小组和防制监测技术指导小组，定期开展政府督查、现场技术指导、预防人员培训、区域人群宣教和考核评估工作。

（2）落实分水系、分片块治理思路，结合新城规划的四水共治，整治河道，平整滩涂，参照汉口江滩改造的模式，加大对武汉市有螺外滩的开发治理力度，减少或消除钉螺随水扩散威胁，改造钉螺孳生环境，消灭钉螺。

（3）加大健教宣传力度，普及血防知识。

（4）积极构建由市、区血防专业机构与基层卫生单位组成的信息、报告网络系统建立，同步开展血吸虫病疫情监测工作。工程运行期，制定区域血吸虫病疫情监测方案与详细实施细则，定期开展上游外滩钉螺实时监测、疫水测定、漂浮物观察以及辖区历史有螺环境的螺情监测、人畜病情监测、流动人群监测和动植物检疫工作，巩固现有血防成果，建立敏感有效的监测预警体系，确保工程运行的安全。

第四节　沉湖国际湿地公园血吸虫病传播风险防控

一、背景

国际重要湿地公约（又称拉姆塞尔公约，Ramsar Convention），是一个政府间的协定，该协定为湿地资源保护和利用的国家措施及国际合作构建了框架。缔约国每3年举行一次会员大会，截至2010年2月2日，公约成员国达159个，中国于1992年加入该公约。我国已有41块湿地跻身国际重要湿地名录，湖北省仅有洪湖省级湿地自然保护区名列其中。2012年前，武汉市除黄陂区外，各新城区均建立湿地保护的专门机构，江夏区藏龙岛正在申报建立国家湿地公园，东西湖区将新建柏泉府河湿地保护区，上涉湖湿地保护区正准备晋升省级自然保护区。目前，沉湖湿地已获批成为国际重要湿地，是武汉市首片国际重要湿地，湖北省第二个国际重要湿地。

沉湖湿地省级自然保护区位于武汉市蔡甸区西南部，长江与汉水汇流的三角地带，地理坐标：东经 113°44′07″~113°55′39″，北纬 30°15′10″~30°24′44″。总面积 17.4 万亩，其中核心区 8.8 万亩、缓冲区 1.9 万亩、实验区 6.7 万亩，是江汉平原上最大的一片典型的淡水湖泊沼泽湿地，是浅湖和沼泽湿地草甸相连续的湿地生态系统，也是国内目前珍稀水禽越冬种群较多的湿地之一，生物多样性丰富，被专家誉为"湿地水禽遗传基因保存库"，生态结构完整，功能独特，野生动植物资源丰富，在长江北岸极具典型性。2002 年被列入《全国湿地保护工程规划（2002—2030 年）》；2011 年被列入《全国湿地保护工程实施规划（2011—2015 年）》；2013 年 10 月被国际湿地公约列入国际重要湿地名录；2006 年 8 月经省政府批复，沉湖湿地由市级升为省级湿地自然保护区，也是武汉市目前唯一的省级湿地自然保护区；2007 年 11 月，又被确定为"全国陆生野生动物疫源疫病监测标准示范站"的三个标准示范点之一，蔡甸区发展和改革委员会颁发的《关于印发〈蔡甸区专项规划编制工作方案〉的通知》（蔡发改〔2007〕52 号）中安排"武汉市蔡甸区沉湖湿地自然保护区开发利用规划"由蔡甸区林业局负责，蔡甸区沉湖湿地自然保护区管理局具体组织规划编制（2009—2020）。沉湖国际湿地保护区指导方针是政府主导，企业主体，市场运作，统一规划，突出重点，分步实施，规划期限为 2009—2020 年，共 12 年，分为 3 个时期：近期 2009—2013 年，中期 2014—2017 年，远期 2018—2020 年，目标是使沉湖国际湿地保护区成为省内乃至国内具有市场影响力的旅游胜地之一，并逐渐推向国际。

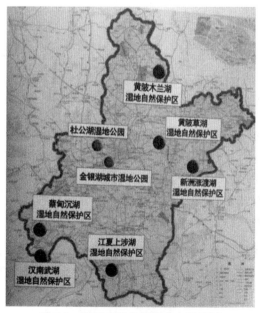

图 7-2　武汉市湿地资源分布示意图

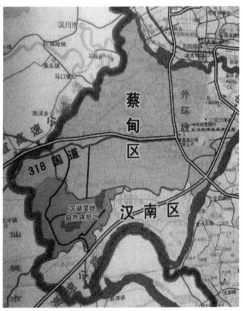

图 7-3　沉湖国际湿地保护区区位图

2008 年，在各级政府和相关部门的支持下，沉湖国际湿地保护区由蔡甸区林业局、蔡甸区沉湖湿地自然保护区管理局选址，消泗乡沉湖、张家大湖和王家涉湖为主要景区、洪北管委会南咀村通顺河段为景区入口。湿地内面积主要以芦苇草滩为主，兼有少量旱作物。养殖模式历史上为人投天养，春投冬收，本年改变为常年捕捞，年产鲜鱼 250 万斤，产值 800 万元，选址区域内涵盖 2 个疫区血吸虫病流行街乡和 8 个血吸虫病流行村。历史血吸虫病流行疫情严重，其中，消泗乡、洪北历史累计病人数量分别为 11139 人、593 人，累计查出钉螺面积 10204.98 万平方米、4708.36 万平方米，随着防治工作的有效进行，2017 年年底，2 个街乡 9 个血吸虫病流行村全部达到血吸虫病传播阻断标准，已连续 5 年未查到本地感染的血吸虫病人、病畜及阳性钉螺。但血吸虫病作为一种特殊传染病，传播环节复杂，极易受水系、人文因素影响，消泗乡、洪北现有钉螺面积分别为 3016.62 万平方米、904.47 万平方米，活螺平均密度 0.0302 只/框、0.0443 只/框，传播风险依然存在。沉湖国际湿地保护区钉螺范围主要散布在旅游场所内，加上秋季旅游、旅游区工作人员、摄影者以及各地的游客前来游览，人员规模庞大，在特定地点短时间内出现跨地区大量人口的流动和高度聚集将增加血吸虫病发生和传播的风险。为做好沉湖国际湿地保护区旅游期间血防预防控制工作，根据《血吸虫病防治条例》和《国务院关于进一步加强血吸虫病防治工作的通知》（国发〔2004〕14 号文）等法规、文件的要求，科学评估血吸虫病传播风险，确定血吸虫病防控重点和薄弱环节，按湖北省血防所《关于下发血防相关评估方案》（鄂预血所函〔2014〕9 号）和《2015 年湖北省血吸虫病传播风险监测方案》（鄂血办函〔2015〕23 号）疾病预防控制机构的意见，采取必要的血吸虫病预防、控制措施。2008 年，《沉湖湿地自然保护区生态旅游规划》已启动实施，投资 6000 余万元的沉湖鱼鸟趣景区已于 2010 年 10 月正式对外开放营业，罗汉农家乐、王家涉芦花渡景区正在积极招商之中。将按规划、分年度、有计划地开展湿地生态旅游，发展湿地产业。不断完善湿地基础建设，包括血防交通、林业、水利、农业等综合治理工作。同时，血防综合部门成立专班，制定方案预案，完善监测网络，储备应急物资，落实应急机制，设立了防哨所，树立血防警示标志，对重人群和工作人员进行血防知识培训，强化宣传工作力度，建立公众参与机制，提高公众保护意识的。针对湿地保护区 1~2 公里范围内历史、现有钉螺环境武汉市疾病预防控制中心和蔡甸区血吸虫病防治所每年按照血吸虫病传播风险评估工作每年开展调查与监测，针对重点区域进行反复杀灭，同时汛期开展了灭螺灭蚴工作，为采取相应的防控措施提供重要依据，为湿地保护区血防工作开展打下了良好的基础。

二、风险评估目的

风险评估目的是及早发现、判别和评估沉湖国际湿地保护区旅游期间血吸虫病暴发或流行的可能性和后果的严重性，并为有效预防、控制、应对传播或突发疫情，避免或

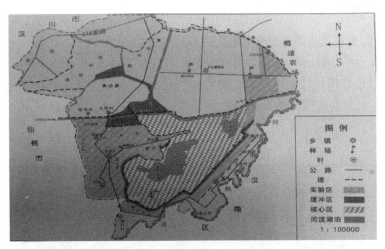

图 7-4　沉湖国际湿地保护区 2009—2020 年分阶段实施示意图

减少因为血吸虫病传播可能带来的影响和危害提供依据。开展血吸虫病传播风险监测与评估，划分区域风除等级与血吸虫病传播风险管理重点，落实风险管理和卫生应急准备，确保秋两季旅游期间人群在本地区不发生血吸虫病感染，并及时发现和报告外来人口感染血吸虫病疫情，及时采取防治措施，保障旅游期间人员身体健康。

三、评估范围

评估范围包括沉湖国际湿地范围内王家涉芦花渡景区、沉湖鱼鸟趣景区、农家乐景区及旅游区域内活动场所、接待酒店及周边相关水域等。

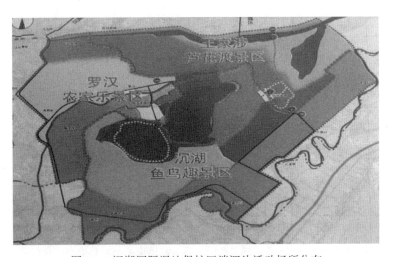

图 7-5　沉湖国际湿地保护区消泗片活动场所分布

四、风险识别与评估依据

（一）消泗乡及周边街乡疫情资料

据近年来资料分析，经过多年血吸虫病防治，消泗乡、桐湖农场、洪北管委会于 2012 年达血吸虫病传播控制标准后，未查出当地感染病人、病畜。2016 年街乡达血吸虫病传播标准后未查出当地感染血吸虫病病人。2014—2018 年资料显示，消泗乡与周边街乡的病情、家畜、螺情呈逐年下降。

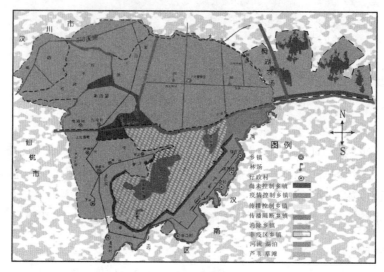

图 7-6　消泗乡、桐湖农场、洪北管委会街乡血吸虫病流行示意图

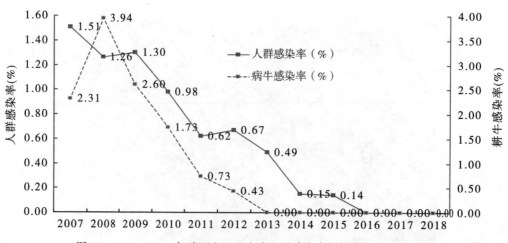

图 7-7　2007—2018 年消泗乡血吸虫病人群感染率与耕感染率变化趋势

表 7-2　　　　　　　　**2018 年消泗乡与毗邻及上游疫（街乡）血吸虫病疫情**

街乡	人群病情			家畜		螺情	
	血检数（人）	血阳数（人）	粪阳数（人）	存栏数（头）	阳性数（头）	实有钉螺面积（万平方米）	感染性钉螺数（只）
消泗乡	3868	28	0	0	0	3016.62	0
洪北	1002	3	0	390	0	834.40	0
桐湖	1015	10	0	41	0	904.47	0

表 7-3　　　　　　　　**2014—2018 年消泗乡疫情变化表**

年份	人群病情		家畜		螺情	
	血阳数（%）	人群感染率（%）	病牛数（头）	耕牛感染率（%）	钉螺密度（只/框）	感染性钉螺密度（只/框）
2014	5.51	0.15	0	0	0.0509	0
2015	6.29	0.14	0	0	0.0279	0
2016	4.43	0	0	0	0.0315	0
2017	2.53	0	0	0	0.0295	0
2018	0.75	0	0	0	0.0302	0

表 7-4　　　　　　　　**2014—2018 年桐湖农场疫情变化表**

年份	人群病情		家畜		螺情	
	血阳率（%）	人群感染率（%）	耕牛存栏数（头）	耕牛感染率（%）	钉螺密度（只/框）	感染性钉螺密度（只/框）
2014	10.93	0.60	13	0	0.0285	0
2015	10.23	0.09	29	0	0.0285	0
2016	8.02	0	29	0	0.0425	0
2017	3.68	0	41	0	0.0327	0
2018	0.99	0	41	0	0.0443	0

表 7-5　　　　　　　　**2014—2018 年洪北管委会疫情变化表**

年份	人群病情		家畜		螺情	
	血阳数（%）	人群感染率（%）	耕牛存栏数（头）	耕牛感染率（%）	钉螺密度（只/框）	感染性钉螺密度（只/框）
2014	1.28	0	2801	0	0.0267	0
2015	0.47	0	1976	0	0.0422	0

续表

年份	人群病情		家畜		螺情	
	血阳数（%）	人群感染率（%）	耕牛存栏数（头）	耕牛感染率（%）	钉螺密度（只/框）	感染性钉螺密度（只/框）
2016	1.16	0	1276	0	0.0137	0
2017	0.89	0	492	0	0.0158	0
2018	0.29	0	390	0	0.0060	0

（二）沉湖国际湿地保护区周边螺情资料

据近年来资料分析，沉湖湿地储蓄防洪区域（属冬陆夏水）与通顺河紧紧相连，以行政村为单位（Google Earth 数据库）的钉螺分布环境示意图的基础上，搜索并精准定位，经测定、筛选，沉湖国际湿地保护区建设区内与周边现有螺、历史环境（以通顺河堤为界线）33 个，其中，罗汉农家乐景区 1 公里范围内现有钉螺环境 0 个，周边 2 公里现有钉螺环境 2 个，周边 1 公里历史有螺环境周边 3 个，周边 2 公里历史有螺环境 5 个；王家涉芦花渡景区周边相距 1 公里内现有钉螺环境 3 个，周边相距 2 公里范围内现有钉螺环境 1 个，周边相距 1 公里范围内历史钉螺环境 3 个；沉湖鱼鸟趣景区周边 1 公里范围内现有钉螺环境 4 个，周边 2 公里范围内现有钉螺环境 3 个，周边 1 公里范围内历史有螺环境周边 4 个，周边 2 公里范围内历史有螺环境 6 个。初步确定景区以周围半径 1 公里范围内人员活动或涉水进行重点区域风险评估。沉湖国际湿地保护区与周边螺情现有钉螺面积以垸外为主，其钉螺首发年份均为 1956 年。灭光时间最早是在 1985 年。

表 7-6　　　　　　　　　沉湖国际湿地保护景区周边钉螺环境一览表

景区名称	螺点名称	垸内垸外	历史钉螺面积（万平方米）	周边1公里		周边2公里		首发年份	灭光年份
				现有	历史	现有	历史		
罗汉农家乐	罗汉村外垸堤套	垸内	90		✓			1956	2005
	罗汉村外垸草滩	垸内	106.67		✓			1956	2005
	罗汉村外垸林场	垸内	123.33		✓			1956	2005
	罗汉村新无垸二组沟	垸内	59.33				✓	1956	2001
	罗汉村新无垸五组田	垸内	70.67				✓	1956	2007
	罗汉村邓家台芦滩	垸外	500			160.00		1956	
	罗汉村邓家台草滩	垸外	90			46.67		1956	
	九沟村新无垸三百匹	垸内	66.66				✓	1956	2005
	九沟村三百匹支沟	垸内	67.33				✓	1956	2005
	九沟村新无垸三百匹	垸内	98.00				✓	1956	2005

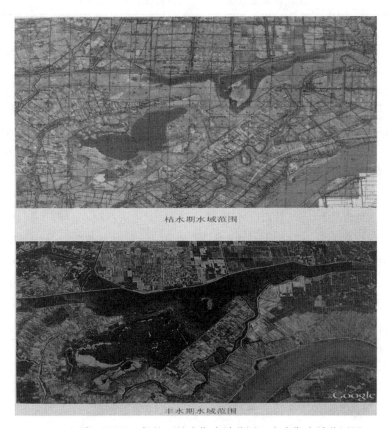

图 7-8　沉湖国际湿地保护区枯水期水域范围、丰水期水域范围图

表 7-7　　　　　　　　　　沉湖国际湿地保护景区周边钉螺环境一览表

景区名称	螺点名称	垸内垸外	历史钉螺面积（万平方米）	周边1公里		周边2公里		首发年份	灭光年份
				现有	历史	现有	历史		
王家涉芦花渡	九沟村分洪道	垸外	926.94	387.54				1956	
	洪北南咀村什鱼湖泵站-挖口泵站	垸外	993.02	776.67				1956	
	桐湖香炉山文革闸-什鱼湖泵站	垸外	1313.00	860.00				1956	
	消泗杨庄香炉山至港洲	垸外	966.67			633.34		1956	
	杨庄村幸福河	垸内	43.33		✓			1956	2007
	杨庄村三形河	垸内	53.33		✓			1956	2006
	杨庄村林场沟	垸内	76.67		✓			1956	2005

表 7-8　　　　　　　沉湖国际湿地保护景区周边钉螺环境一览表

景区名称	螺点名称	垸内垸外	历史钉螺面积（万平方米）	周边 1 公里		周边 2 公里		首发年份	灭光年份
				现有	历史	现有	历史		
沉湖观鸟台	罗汉村沉湖芦滩	垸内	850	829.60				1956	
	罗汉村沉湖湖滩	垸内	450	313.34				1956	
	曲口村师子号	垸内	36.67	0.40				1956	
	曲口村三合雁	垸内	40	0.33				1956	
	曲口村鱼场前堤套	垸内	40				✓	1956	1992
	曲口村北堤角	垸内	26.67				✓	1956	1985
	曲口村北堤角	垸内	10				✓	1956	1985
	曲口村麻汉槽子	垸内	23.33			0.20		1956	
	曲口村丰收渠	垸内	10				✓	1956	2007
	曲口村主渠道	垸内	18.67				✓	1956	2007
	曲口村北堤角鱼池	垸内	70.47				✓	1956	1988
	曲口村孟家咀	垸外	73.80			2		1956	
	七壕村黄家塌	垸内	100	✓				1956	2006
	七壕村周子湖	垸内	66.67	✓				1956	1999
	七壕村幸福河	垸内	66.67	✓				1956	2001
	七壕村低闸口	垸内	33.33	✓		0.40		1956	

（三）　与沉湖连通的水域景区有螺环境人员涉水

沉湖国际湿地保护区景区区域内及周边均有钉螺分布，考虑到血吸虫病的涉水传播环节及流行病学特征，筛选出王家涉芦花渡、沉湖观鸟台、宾馆与通顺河连通钉螺分布的水域或景区为重点评估对象。

表 7-9　　　　　　沉湖国际湿地保护区与通顺河水系重点评估地点

街乡	地点	周 边 疫 情
消泗乡	沉湖芦滩观鸟台沉湖湖滩宾馆	区域 1 公里范围内有 3 个疫区村 8 个螺点，现有钉螺 4 个，面积 114.70 万平方米，历史 4 个累计查出钉螺面积 266.67 万平方米
	王家涉湖景区	汛期与通顺河水系消泗乡九沟村分洪道、桐湖农场香炉村文革闸至什鱼湖泵站、有螺环境相连，钉螺面积分别为 387.54 万平方米、860 万平方米
洪北管委会	南咀村景区入口	洪北管委会南咀村什鱼湖泵至挖口泵站属通顺河水系汛期与王家涉景区相连有螺面积 776.67 万平方米

五、沉湖国际湿地保护区风险分析与评估

为建立健全蔡甸区血吸虫病预警机制和快速反应机制，及时有效地预防、控制疫情，对传染病突发公共卫生事件进行风险分析时，需综合考虑该传染病的临床和流行病学特点（季节性、地区性、传播途径、高危人群等）、人群易感性、对政府和公众的影响、人群对风险的承受能力和政府的应对能力等。依据《中华人民共和国传染病防治法》（2004年8月修订）、《血吸虫病防治条例》（2006年5月）、《突发公共卫生事件应急条例》（2010年12月29日修正）和相关法律法规，从风险发生概率和危害程度来看，对识别出的风险事件构建；评估也考虑到现有的保障力量对风险的影响，增加风险发生可控制水平指标，以期较全面地评估风险。

血吸虫病作为一种涉疫水即可感染的自然疫源性传染病，传播环节复杂，受水位、水系、季节、人文活动因素影响极大。沉湖国际湿地保护区景区旅游季节游客多数来自非血吸虫疫区，缺乏血吸虫病防护意识，属易感人群，还有少数部分的观光游客来自血吸虫病疫情较重的疫区，带来输入性病例及传染源输入风险威胁。除特殊情况外，重大疫源疫病分为三级。

表7-10　　　　　沉湖国际湿地保护区与周边相关环境风险分析及评价

风　险　因　素	风险可能性	风险等级	风险评价
查出感染性钉螺或阳性野粪或哨鼠阳性	景区建成后运营后应注意防范血防疫情监测等问题的不稳定因素，一旦风险发生，将造成巨大的社会影响，危害人群健康。	Ⅰ级	危险
查出活螺平均密度大于1只/0.11平方米（框），且无感染性钉螺或野粪阳性或哨鼠阳性的环境。	景区建成后运营后疫情监测期间，监测到的钉螺密度较高，且未查出阳性钉螺、野粪等问题引发不稳定因素，一旦风险发生，对社会舆论以及人群造成较小的健康影响。	Ⅱ级	可能
查出活螺平均密度小于1只/0.11平方米，且无感染性钉螺或野粪阳性或哨鼠阳性的环境。	景区内每年春秋两季开展风险监测，同时开展灭螺、灭蚴、水体监测，而周边环境对景区内环境等不稳定因素疫情发生可能性低。	Ⅲ级	较低

（一）危害性

从血吸虫病感染对沉湖国际湿地保护区造成的经济损失、对人群健康影响的严重性、对生态环境系统的破坏程度、对社会稳定和政府公信力的影响以及对公众的心理压力等方面加以分析。如一旦风险发生，将造成巨大的社会影响，危害人群健康，造成巨大的损失，所以，在做好疫情突发监测工作同时，应在疫点竖起警示标志、宣传栏和防哨所，警示人群不要涉水，并对相关工作人员进行培训，确保景区内不发生疫情。

（二）可能性

根据沉湖国际湿地保护区评估背景以及历年疫情监测结果及有螺环境情况，评估目

前疫情现状下沉湖国际湿地景区发生血吸虫病感染事件的可能性。近年来沉湖国际湿地保护区和相关血部门采取措施，发生频率极低在可控范围内。

(三) 较低性

加强部门联控，完善机构监测系统，加大应急防治力量，建设公共卫生基础设施等方面工作，评价目前沉湖国际湿地保护区内疫情现状发生急感事件的可控制水平。从预防、控制上下功夫，春秋两季加大风险监测（钉螺、野粪）力度，对有钉螺密分布的地点反复开展灭螺工作，在汛期再一次实施灭螺灭蚴，对秋季旅游季节加大血防宣传力度，设立血防防哨所、警示牌、警戒区，防止游客涉水，确保景区游客安全。

六、沉湖国际湿地保护区风险评估

围绕 3 个景区周边筛选 1 公里范围内发现现有钉螺环境 7 处，历史有螺环境 10 处，根据其历年疫情资料分析，宾馆及 3 个景区附近虽然存在现有钉螺环境分布，但是所在螺点与周边街乡（村）近 5 年无感染性钉螺、未发现新感染家畜和当地感染病人。其周边 1 公里范围内存在历史有螺环境 10 处，钉螺于 2007 前已灭光。其周边 2 公里范围内分布的现有、历史钉螺环境与景区有一堤之隔，针对周边钉螺环境每年进行了钉螺监测，未发现钉螺复现，其周边所属村落也均无新发病人与病畜。初步进行评估判定，以目前的疫情现状，旅游季节主要在秋季，活动范围在景区与酒店周边的人群发生血吸虫病感染事件的可能性较低，但一旦在旅游季节出现血吸虫病人或输入性病例进入相关螺点，考虑到目前完善的血吸虫病监测预警与防治体系，已建交通、改水、改厕等对现有钉螺环境及景区周边通顺河水系钉螺环境造成的影响不高，风险程序微小，综合评定以上 7 个重点区域均为血吸虫病低风险度区域。更精确的评估尚有赖于春季查灭螺、汛期灭螺灭蚴和常年的野粪、野鼠、哨鼠风险监测与本地及输入性病例的密集监测。

(一) 沉湖国际湿地保护区连通的水域风险评估

以近年疫情来看，景区涉水所在水域及周边均有螺环境，但无当地血吸虫病感染事件的发生，王家涉芦花渡景区与上游的九沟村分洪道、洪北管委会南咀村什鱼湖至挖口泵站、桐湖农场香炉村文革闸至什鱼湖相通均有钉螺分布，至 2016 年通顺河水系受特大暴雨后，堤防进行工程改造，加之近年来钉螺的杀灭，钉螺密度的下降，发生的可能性为几乎不可能，影响性微小，为低风险度。

(二) 工作人员、游客聚集与流动风险评价

随着沉湖国际湿地保护区建设开园进入景区人流量达巨多，秋季虽不属血吸虫感染高发季节，但许有部分观光游客来自疫区，可能属血吸虫病病人携带者，通过宣传、建设三格厕所、建立警戒区，带来输入性病例风险威胁较低；对景区内各景点的观光游客，并未发生流动人群在湿地区域内发生感染的病例，以当前的疫情及预防控制和保障力量，游客聚集在景区内各项目场所，预测发生的血吸虫病当地感染可能性很低，以准确评估风险度低。

七、沉湖国际湿地保护区及周边街乡管控

(一) 沉湖国际湿地保护区风险监测预警与定期评估

根据湖北省、武汉市《血吸虫病传播风险监测实施方案》，将沉湖国际湿地保护区所在地周边现有钉螺环境及历史有螺环境纳入现场监测范围，进行螺情与野粪监测，并根据工作开展进度，实施多轮血吸虫病传播风险动态分析，实时掌握风险分级。制定疫情信息报送制度及流程，景区内及周边街乡相关医疗（血防）机构要安排专人，负责收集、汇总工作信息和动态，按照规定内容和规定时间报送血吸虫病防控信息，紧急事件随时上报，确保血吸虫病防控信息渠道通畅。

(二) 景区游客涉水防控制措施和血吸虫病监测

在游客聚集地和观光地重要地点设置警示牌和血防哨所，在春秋两季对景区及周边街乡所在的村落或水域钉螺环境进行排查，对有螺环境严格按照《血吸虫病消除工作规范》反复进行药物灭螺和水体灭蚴，最大限度降低人群感染血吸虫的风险；对涉水游客及水面工作人员开展形式多样的健康教育工作，提高旅客和工作人员血吸虫病知识知晓率和健康行为形成率，确保游客及水面工作人员在景区水域活动，在血吸虫病防控重点环境设立血防哨所和警戒线，采取有效措施劝阻游客在景区内外水域接触水体。湿地保护区管理部门和当地医疗（血防）机构在重点部位派专人值守，对不慎进入有螺水域的人员进行重点防护并登记；开展外来人员血吸虫病例监测和症状监测，完善与卫生行政部门信息沟通机制，及时传递血吸虫病及症状监测信息；协助卫生行政部门开展调查处置等工作。地方医疗（血防）机构或村卫生室要有血防警戒意识，对来自外来的发热病人按照血防操作手册工作流程开展血吸虫病筛查，根据当地医疗（血防）机构症状监测信息，上级血防机构要及时做好血吸虫病相关数据的分析与预警，提出针对性防控建议。

第八章　大型集会中的血吸虫病传播风险防控

历史上发生过人、畜血吸虫病疫情，查到过钉螺而现在无本地人畜感染且未查到阳性钉螺的地区，称为血吸虫病历史疫源地。历史疫源地包含历史有螺环境和现有钉螺环境。历史疫源地按照是否设立铁丝网、护栏等措施人为隔断，分为开放性历史疫源地和封闭性历史疫源地。按照以往的疫情基线数据，多数历史疫源地发生血吸虫病疫情的风险较低，可能长年没有血吸虫病疫情发生。但如果在其所在区域及周边举行大型集会活动，特别是涉水活动，就有可能因人群密集涉水、传染源的流入等因素，而增加血吸虫病的发生风险。因此，在历史疫源地开展大型集会时，需对血吸虫病传播风险进行必要的防控。

第一节　开放性历史疫源地集会中的血吸虫病传播风险防控

开放性历史疫源地是指没有设立铁丝网、护栏等隔绝措施，人、畜可自由出入的现有或历史钉螺环境。武汉地处长江中下游，有大面积的洪泛区为开放性历史疫源地，这类地区每年汛期被水淹没，且与外界连通，钉螺控制难度较大，常年以来，有螺面积下降不明显，螺情已控制地区也容易产生钉螺复现、复发。而且，由于面积大、水草丰茂，虽已实施洲滩禁牧等综合治理措施，但在经济利益驱使下，仍有牛、羊复养、放养现象，导致这类地区血吸虫病风险较难控制。在这类开放性疫源地范围内开展大型集会活动，尤其需要注重血吸虫感染风险的防控。

一、风险识别与评估

识别与评估风险时，应首先分析当地本底血吸虫病疫情情况，根据集会所在疫区的血吸虫病防治达标情况，分为疫情控制、传播控制、传播阻断和消除四个阶段。理论上不建议在处于疫情控制和传播控制阶段的历史疫源地开展大型集会活动，因为这样的地区存在传染源时，很有可能有阳性水体，一旦人群大量涉水，就有可能造成群体血吸虫病感染事件。在处于传播阻断和消除阶段的历史疫源地开展大型集会时，由于这类地区已经常年没有查到传染源，因此血吸虫病传播发生的风险相对较低，但是，开放性历史疫源地面积较大，所以无法保证钉螺及人员活动、打鱼、放牧等血吸虫病高危因素在任一时段都不存在。虽然在当地人口的密度和行为模式的情况下常年没有发生血吸虫病疫情，但是血吸虫动物宿主的种类和数量繁多、分布面广，尤其是野鼠，其数量大、分布广，具有重要的流行病学意义。在远离居民点、无人畜活动的地区也曾发现有血吸虫感染的动物和钉螺，所以，不能排除开展大型集会过程中由于人口密度和涉水频次的增加而发生血吸虫病疫情的可能性。在传播传阻和消除阶段的开放性历史疫源地，发生血吸虫病感染的风险整体较低，但由于达标的年限，疫情的稳定程度不同，不同的地区发生血吸虫病的风险也不同。因此，在风险识别方面，可根据当地居民和家畜的血阳率、现存晚血人数、达标年限等指标来评估当地血吸虫病既往的流行情况。

集会开展的时间也是一项重要的风险因素。虽然一年四季都可能感染血吸虫，但春、夏、秋季感染机会较多，冬季则感染机会较少。这种感染的季节性与人们接触疫水的机会、时间、频率、方式和暴露面积以及气温、雨水等自然因素有关。由于气候的原因，冬季下水的人数少、次数少、时间短、接触面小，故冬季感染机会少；而春夏之交，农民由于劳动之需，与疫水接触的机会频繁，夏季接触疫水机会更多，如下河游泳，皮肤与疫水接触面积大，感染尾蚴数量大大增多；同时，由于气温适宜，血吸虫在钉螺体内发育较快，且春夏多雨，导致钉螺水栖增多，尾蚴逸放随之增多，尤其是雨后，草叶上滴水增多，地面上水量亦增多，增加了逸放尾蚴的机会，因此可能发生感染的概率也相应增加。所以，若集会是在4—10月份开展，则其发生血吸虫病的风险会高于其他月份。

血吸虫病感染的发生必须依靠钉螺，集会地周边钉螺分布和密度也是集会血吸虫病感染发生的风险因素。开放性历史疫源地一般是环境面积大或环境复杂或居民生产生活必须出入的地方。对于大面积的垸外环境，每年进行灭螺工作几乎不可能完全覆盖，而且即使当年全部灭螺，汛期过后仍有可能会有外源性钉螺孳生，无法从根本上消除血吸虫病危害。垸内也有一些有螺环境由于各种不利于消灭钉螺的因素，比如有螺环境与鱼塘毗邻药物灭螺会毒害鱼类，长期的农业灌溉需求等，而无法有效控制钉螺。当钉螺密度较高时，一旦有潜在或外来患血吸虫病的传染源或野生动物传染源，就很容易形成高密度的阳性钉螺，形成大量的疫水，此时一旦开展集会，导致人员活动增多接触疫水，就会导致血吸虫病感染发生。所以，在开展大型集会前，需要对周边的开放性历史疫源地的钉螺分布情况做调查和监测。若发现钉螺密度较高的局部有螺环境，则需要采取必要的措施，以降低钉螺密度。钉螺调查和监测建议采取信息化螺情监测的手段，不仅可以指导我们的查螺工作，使查螺覆盖面更完整，不留死角，而且当查到钉螺后，还可获得有螺框的空间位置信息，将有螺框的信息导入到地理信息系统里面进行空间分析，从而对钉螺的分布情况有一个直观的展示和科学分析。

集会的性质、人员活动范围和集会地点（包括住宿、餐饮、休闲等）与历史疫源地的距离等，涉及集会人员可能到哪些历史疫源地涉水等，都是关键的风险因素。集会的性质决定了集会所从事的活动的类型，是否存在涉水活动的情况，以及涉水范围的位置等。若集会持续几天，集会人员可能就近安排住宿，那么他们住宿期间，有可能出来在野外进行涉水活动。于是，住宿周边的史疫源地是需要进行血吸虫病风险评估和防控的重点，包括住宿人员的餐饮地、休闲地，如果在距离历史疫源地较近的位置，还需要纳入风险评估体系。集会地点、餐饮地点、休闲地点等人员聚集地距历史疫源地越近时，风险越高。集会属于有户外运动、涉水活动、野外作业等性质时，人员接触到历史疫源地水体的概率较大，血吸虫病风险较高。同时，集会的组织形式是自由活动还是限定活动范围，也对血吸虫病传播风险有影响，自由活动活动范围较大，发生偶然性的血吸虫病感染的概率也会增加。

集会人员（包括组织者）的人群特征也是血吸虫病发生的风险因素。集会人员有可能是来自血吸虫病疫情较重的疫区，可能潜藏着隐性感染者。虽然目前人群素质提高了，一般情况下不会随地大小便，但集会的历史疫源地若为野外大面积的滩涂或其他未开发地区，卫生条件较差，可能没有足够的卫生厕所，那么在野地大小便也不是不可能的。一般情况下，从疾控立场获得所有集会人员每个人的详细疫区生活史、既往血吸虫病史、职业史比较困难，但可以通过主办方，获得一些初步的参会人员来源地区的构成情况，如果是来自非疫区，基本上这部分风险可排除。

开放性历史疫源地还有一个很重要的风险因素，就是家畜活动。因为是开放性的，并没有强制将可能有螺的环境进行隔离，可能有人不遵守洲滩禁牧的制度，而私自将家畜放到有螺洲滩上放养。家畜，尤其是牛，作为血吸虫病的传染源，传染威力是非常强大的，它相当于是一个放大器，一头病牛一天产生的粪便所能污染的面积是人的数倍。而且家畜患病后也很难发现，可以持续造成一个活动的传染源。所以，一般情况下，如果发现了洲滩私自放牧且不听劝告的情况，需要及时报告当地政府机构进行处置。为了及时发现集会周边历史疫源地是否有家畜活动，需要加强监测，必要时设立洲滩禁牧员，划定责任片区，及时对片区内家畜放养情况进行劝阻和报告。

集会人群对血吸虫病的知晓率的高低，也是血吸虫病发生的风险因素。血吸虫病必须要通过接触疫水传播，如果集会人员都知道下水可能感染血吸虫病，知道血吸虫病的危害，就可以通过不进行不必要的涉水活动，从根本上规避血吸虫病风险。必须要涉水的，则可以通过采取一定的防护措施，如穿胶鞋、涂防蚴灵等，降低感染血吸虫病的概率。应注意，进行防血吸虫病宣传的时候要慎重，应征得集会主办方的同意，且不能过度宣传，夸大感染风险和危害，以免引起误会，造成不必要的恐慌。

二、风险控制

首先要加强监测，及时发现人、畜的传染源。开展集会地周边人群查病、家畜查病、野粪监测、哨鼠监测等工作。对于疫情控制和传播控制地区，根据监测结果，必要时，可进行扩大人群和家畜化疗，及时消灭传染源。对于传播阻断和消除地区，可不进行扩大化疗，监测工作是重点，要提高风险监测频次。

血防部门应建议集会活动主办方尽量选择非血吸虫病高发季节和远离有螺环境的地区举办集会。对于无法调整时间的，比如武汉国际渡江节这类的涉水活动，就需要采取其他一系列有效的预防控制措施，以降低血吸虫病发生的风险。

对集会周边的开放性历史疫源地进行信息化查灭螺工作。监测活螺密度，监测有无阳性钉螺，除了每年查螺工作任务外，在集会前几周还要进行巩固性的钉螺监测，掌握集会时间段内钉螺分布情况。除了每年的灭螺任务完成外，若监测到钉螺密度较高的环境，则有必要对其进行复灭。

若集会为涉水性质的活动，则需在集会前 1~2 天对渡江段上游有钉螺的水域和钉螺孳生地，依据不同环境类型，使用氯硝柳胺杀灭钉螺和尾蚴，或用杀螺胺展膜油剂进行灭蚴，最大限度降低人群感染血吸虫的风险。

集会主办方应提供参与人员的联系方式，适时进行回访，及时掌握涉水人员是否出现尾蚴性皮炎、发热等疑似血吸虫病早期症状。对出现疑似血吸虫病早期症状的人员，及时将信息提供当地血吸虫病防治机构，以便其追踪排查、开展血吸虫病检查、早期预防性治疗。

第二节　封闭性历史疫源地集会中的血吸虫病传播风险防控

在封闭性历史疫源地集会，集会活动本身不在有螺环境或历史有螺环境中进行，集会周边有有螺环境或历史有螺环境且依然适合钉螺生存，但这些环境被铁丝网或护栏人为隔开，人或动物不能自由出入。这些隔离措施可以是长期设立的，也可以是为了集会活动而临时设立的。在此类地区开展大型集会时，血吸虫病风险防控措施与开放性历史疫源地有所不同。

一、风险识别与评估

封闭性历史疫源地集会与开放性历史疫源地集会相比，血吸虫病传播风险较低。但封闭环境的设立需要满足一些条件，否则反而会造成血防工作的漏洞，产生意料之外的血吸虫病发生风险。第一，封闭环境的范围应包含附近所有的有螺环境和可疑环境。第二，封闭环境必须是在集会期间相对稳定，不会被淹没，钉螺不会扩散到外部。第三，封闭环境内部钉螺也要进行监测和灭螺，确保没有阳性钉螺，且钉螺密度处于一个较低水平。封闭环境目前的条件只能防止较大的动物出入，而不能防止野鼠等小型动物，如果里面存在阳性钉螺，下雨时还是会产生疫水流出，造成血吸虫病传播。所以，对环境的封闭程度的评估非常有必要，封闭得越好的环境，在其周边开展集会活动相对而言越安全。

理论上，封闭性历史疫源地封闭了所有有螺和可能有螺的环境，参加集会的人员不会受到血吸虫病威胁。但若集会在流动水域开展，且有涉水活动，则还需防范外源性风险。比如上游水域的有螺环境，若有阳性钉螺，尾蚴有可能随着水流飘散过来，导致血吸虫病感染。

集会人员的活动范围需要受到限制，由于成本问题，封闭环境不可能设置成很大的范围，而人员活动超出这个范围以后，就有可能受到其他开放性历史疫源地的威胁。一般来讲，需要划定一个相对安全的活动范围，集会人员只允许在该范围内活动；若超出范围，则应及时发现，并登记随访，必要情况下应进行扩大化疗。

二、风险控制

不同于开放性历史疫源地，封闭性历史疫源地采取了一定的隔断措施，一定程度上防止了血吸虫病疫情的发生。但在实际工作中，封闭性历史疫源地封闭的范围和措施不一定很完整。在集会举办前，应该对封闭性历史疫源地的封闭情况是否完好做详细调查，如有疏漏，要及时完善。

设立安全地带，限制参会人员的活动范围，实行拦截措施，对超出活动范围，进入有螺水域的人员进行登记造册，及时报告。相关血防机构在重点部位派专人值守，对不慎进入有螺水域的人员进行重点防护，特别是在长江二桥及下游水域涉水的人员进行登记造册，并报市血防办公室。

和开放性历史疫源地集会一样，封闭性历史疫源地集会也需防范外源性风险。涉水的集会在集会前 1~2 天，应对渡江段上游有钉螺的水域和钉螺孳生地，依据不同环境类型，使用氯硝柳胺杀灭钉螺和尾蚴，或用杀螺胺展膜油剂进行灭蚴，最大限度降低人群感染血吸虫的风险。

第三节　新建通用机场的血吸虫病传播风险防控

一、背景

汉南通用机场位于长江武汉段最上游的"U"形弯区，占地面积 919 亩，总投资约 10 亿元，跑道长 1600 米、宽 30 米，是全国首批航空飞行营地示范工程，在国内通用机场中居领先地位。2017 年 6 月建成投入使用，主要用于飞机制造、组装、维修、保养、驾驶培训，举办大型国际飞行、跳伞比赛等，每年赛事历时 5~7 天，运动员、工作人员及观众多达数万人。

汉南区是血吸虫病历史流行区，1964 年，陡埠乡有 300 多学生下疫水，发生成批急性血吸虫病感染。1996 年在该地区通津村江滩发现阳性钉螺。2003 年在陡埠闸查到阳性钉螺。该机场所在周边有 8 个血吸虫病流行村，机场周边 5 千米内历史有螺环境 9 处，现有螺环境 8 处，面积达 49334 平方米，最近的螺点距机场 1000 米，在跳伞和热气球活动出现意外时，有可能会着落到有螺区域。此外，观众人数多，有的观众出于好奇，除观赛外，有可能跑到周边有螺地带玩耍，也存在风险隐患。

二、目的

通过有针对性的风险控制措施，确保通用机场在开放使用过程中不发生血吸虫病突发疫情。

三、传播风险评估

由汉南血控所负责，会同纱帽街公卫血防科人员制定方案，收集资料，现场调查，分析数据，综合后请市所专家会商后作出评估，并制定防范措施。

（一）历史文献分析

对通用机场所涉及区域及周边一定范围内的血吸虫病疫情历史、现状资料，比较分析疫情变化趋势，在全区钉螺分布数字化地图的基础上，GPS 精准定位该区域现有螺点与历史螺点,并展示螺情详细信息。

（二）现场勘查

现场调查通用机场区域内长江有螺水系钉螺分布环境特征以及相关因素的流行情况。监测范围与内容:通用机场方圆 5km 范围内全部现有钉螺环境、历史环境和可疑环境,以及牛、羊、猪、马、狗等家畜或人群经常活动的野外环境。进行 GPS 定位下数字化查螺、野粪监测、野鼠传染源调查、哨鼠监测、现场环境及人员活动情况调查。

（三）调查结果

通用机场方圆 5km 范围内涵盖的 8 个村均为血吸虫病疫区村,流行村总人口数 13073 人,历史累计血吸虫病患者 3200 人,历史累计钉螺面积 6826600m²。2016—2019 年 8 个村开展风险监测,钉螺调查未查出感染性钉螺,活螺平均密度均小于 1 只/0.11m²(框)。2017—2019 年共捡拾野粪 9 份,未查出阳性野粪。2016—2019 年共投放哨鼠 81 只,回收 77 只,未查出阳性哨鼠。

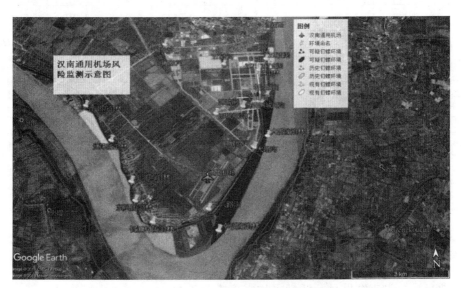

图 8-1　汉南区通用机场风险监测示意图

表 8-1　　汉南通用航空产业园机场所属钉螺滋生环境近 5 年历史资料

行政村	螺点名称	地类	环境变化分类	钉螺密度（只/框）				
				2015 年	2016 年	2017 年	2018 年	2019 年
江下	防浪林	防浪林	Ⅱ	0	0	0	0	0
通津	防浪林	防浪林	Ⅰ	0	0	0.1000	0.0865	0.0738
东江	防浪林	防浪林	Ⅱ	0	0	0	0	0
东风	防浪林	防浪林	Ⅱ	0	0	0	0	0
大嘴	大塌沟	沟渠	Ⅱ	0	0	0	0	0

续表

行政村	螺点名称	地类	环境变化分类	钉螺密度（只/框）				
				2015 年	2016 年	2017 年	2018 年	2019 年
大嘴	旧解放河	沟渠	Ⅱ	0	0	0	0	0
大嘴	三八路沟	沟渠	Ⅴ	—	—	0	0	0
大嘴	防浪林	防浪林	Ⅴ	0	—	0	0	0
长江	防浪林	防浪林	Ⅱ	0	0	0	0	0
幸福	解放河	沟渠	Ⅰ	0.0125	0.0129	0.0129	0.0066	0.0067
幸福	357 支沟	沟渠	Ⅲ	0	0	0	0	0
幸福	旧解放河	沟渠	Ⅱ	0	0	0	0	0
幸福	防浪林	防浪林	Ⅴ	0	0	0	0	0
陡埠	四城闸	沟渠	Ⅰ	0.0370	0.0537	0.0568	0.0129	0.0152
陡埠	356	沟渠	Ⅰ	0.0103	0.0103	0.0107	0.0092	0.0164
陡埠	356 支渠	沟渠	Ⅰ	0.0257	0.0287	0.0278	0.0187	0.0233
陡埠	357	沟渠	Ⅰ	0.0162	0.0162	0.0248	0.0154	0.0123
陡埠	357 支渠	沟渠	Ⅰ	0.0538	0.0359	0.0389	0.0334	0.0208
陡埠	防浪林	防浪林	Ⅰ	0.0833	0.0714	0.1429	0.0870	0.0543
陡埠	老旧闸口	沟渠	Ⅱ	0	0	0	0	0
陡埠	老四城闸	沟渠	Ⅱ	0	0	0	0	0

四、评估结论

根据标准，调查结果显示活螺平均密度小于 1 只/0.11m^2，无感染性钉螺、野粪，哨鼠检测水体感染阴性。综合上述资料数据，经市区专家商议评定：汉南通用机场属于Ⅲ级风险等级。

五、传播风险控制措施

（1）成立防控专班，巩固血防队伍，加强统一领导，做好相关防疫人员培训。

（2）每年开展风险监测、分析评估。做好各种应急物质储备。大型赛事活动时，前 3 个月每月做一次风险监测，以提前发现风险。

（3）认真完成春、秋两季查螺，掌握螺情，开展靶向灭螺、灭蚴，降低钉螺密度。

（4）加强重点人群血防健康教育。到工地和人多地方发放宣传资料、现场宣教。感染季节，在长江高危水疫设立血防监督岗，劝阻人员下水。

（5）长江洲滩巩固禁牧成果，防止耕牛复养、肉牛散养。

六、风险控制效果

从 2015 年来，汉南血防所每年积极开展风险监测，做好各项应急准备，做好各项防控工作，特别是大型飞行比赛、跳伞比赛、表演等参与人员众多的活动中，均未发生运动员、工作人员、观众感染血吸虫病的事例，取得了较好的防控效果。

第四节　第七届世界军人运动会血吸虫病传播风险防控

一、背景

2017 年 11 月 25 日，国防部在武汉举行专题新闻发布会宣布：第七届世界军人运动会（以下简称军运会）于 2019 年 10 月 18 日至 27 日在武汉举行，比赛项目共设 27 个大项、329 个小项。届时将有 100 多国的超万名运动员、教练员来到武汉，将是世界军运会历史上规模最大、参赛人员最多、影响最广的一次"军人奥运会"。军运会共将在武汉新建、维修改造 35 个场馆设施项目，至 2019 年 2 月，武汉市约有 10 万城建工匠正奋战在军运会建设一线。

武汉市地处长江中下游，人口稠密水系众多，历史血吸虫病流行疫情严重，历史累计病人 289787 人，累计钉螺面积 9.79 亿平方米，随着防治工作的有效推进，2017 年年底，全市 12 个疫区全部达到血吸虫病传播阻断标准，至少连续 5 年未查到本地感染的血吸虫病人、病畜及阳性钉螺。但血吸虫病作为一种特殊传染病，传播环节复杂，极易受水系、人文因素影响，武汉市现有钉螺面积约 1 亿平方米，活螺平均密度 0.013 只/框，传播风险依然存在。军运会包含多项涉水赛事，且场馆范围散布于武汉三镇血吸虫病疫区，加上军运会期间国际和国内政要、赛事工作人员、媒体、志愿者以及世界各地的游客前来观看比赛和游览，其规模将媲美北京奥运盛会。在特定地点，短时间内出现跨国家、跨地区大量人口的流动和高度聚集将大大增加血吸虫病发生和传播的风险。为做好军运会赛前公共卫保障工作，科学评估血吸虫病传播风险，确定血吸虫病防控重点和薄弱环节，武汉疾病预防控制中心血地所根据《血吸虫病传播风险评估技术方案》，运用已有的相关资料，开展了首轮血吸虫病传播风险分析，为采取相应的防控措施提供重要依据。

二、风险评估目的

及早发现、判别和评估武汉市军运会期间血吸虫病暴发或流行的可能性和后果的严重性，并为有效预防、控制、应对传播或突发疫情，避免或减少因为血吸虫病传播可能带来的影响和危害提供依据。明确政府及相关部门血吸虫病传播风险管理重点，落实风险管理和卫生应急准备，确保赛会相关人员在本市不发生血吸虫病感染，及时发现和报告输入性血吸虫病疫情，及时采取防治措施，保障赛会相关人员身体健康与赛会顺利进行。

三、评估相关情况

截至 2019 年 3 月，本届军运会已立项设置 27 个比赛大项，100 多个参赛国家、1
万余名参赛运动员、4000 多名裁判，将在 10 天比赛日程中参加 328 个比赛小项，数量
创历届军运会之最。赛事场馆、107 个接待酒店、媒体中心散在分布于武汉三镇，12 个
血吸虫病流行区均有相关人员大量涌入，帆船（东湖）、公开水域游泳（东湖郭郑湖）、
沙滩排球（青山、汉阳江滩）、铁人三项（江夏梁子湖）比赛地均为与外环境连通的水
域或滩涂赛事。

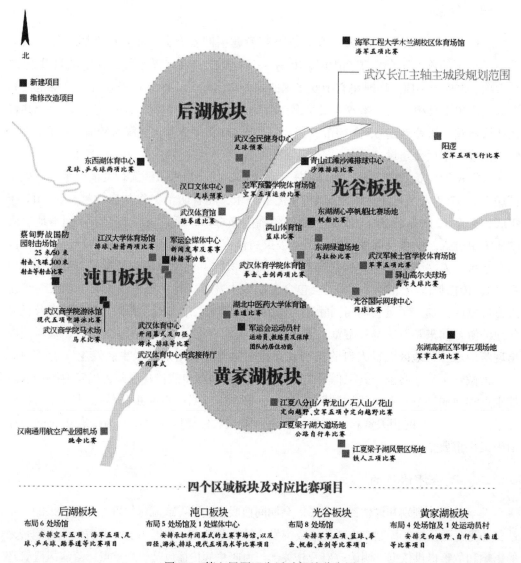

图 8-2　第七届军运会活动场馆分布图

四、风险识别与评估依据

（一）湖北省、武汉市及周边城市疫情资料

湖北省血吸虫病流行区示意图以及 2018 年武汉市及周边城市血吸虫病疫情资料如下：

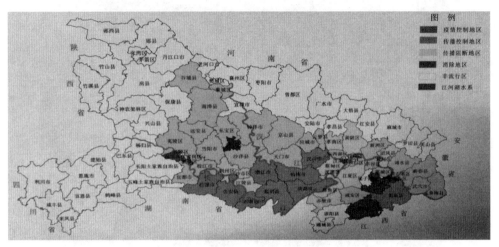

图 8-3　湖北省血吸虫病流行区示意图

表 8-2　　　　　**2018 年武汉市与毗邻及上游疫市（区县）血吸虫病疫情**

市（县区）	人群病情			家畜		螺情	
	血检数（人）	血阳数（人）	粪阳数（人）	存栏数（头）	阳性数（头）	实有钉螺面积（万平方米）	感染性钉螺数（只）
武汉市	63609	472	0	5480	0	10077.83	0
汉川市	55593	381	0	275	0	1993.66	0
仙桃市	222462	1505	0	0	0	7301.25	0
洪湖市	117332	2138	0	267	0	5495.69	0
嘉鱼县	13462	418	0	0	0	3815.31	0
孝南区	25021	177	0	1350	0	1056.8	0

（二）军运会相关场所疫情资料

在武汉市 2018 年建立的现有 237 个钉螺环境、1872 个历史有螺环境 Google Earth 数据库与以行政村为单位的钉螺分布环境示意图的基础上，搜索并精准定位军运村、军运会 27 大项赛事所涉及场馆、媒体中心及预定的 107 家接待酒店。据经验与文献分析，初步确定人员活动或涉水高危可疑轨迹以周围半径 1 公里为标准，测距筛选上述场馆和

宾馆相距 1 公里内现有钉螺环境进行重点区域风险评估。经测定，军运村、媒体中心附近 1 公里均无现有及历史有螺环境；在所有运动场馆中有 7 个场馆周边共存在现有螺环境 1 处，历史有螺环境 13 处；2 家酒店周边发现 2 个历史有螺环境。

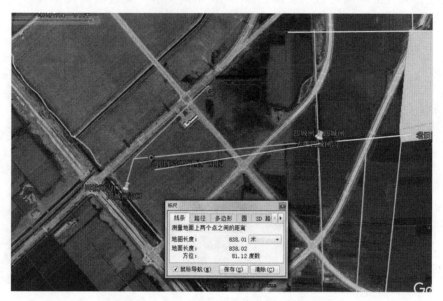

图 8-4 汉南通用航空产业园机场周边螺点

1. 场馆周边现有有螺环境与疫情资料

汉南通用航空产业园机场：赛事项目为跳伞比赛，距离最近的现有有螺环境汉南区纱帽街陡埠村四城闸 838 米，属垸内沟渠环境，2003 年首次发现钉螺，无感染性病人、家畜、钉螺。

表 8-3 **2014—2018 年汉南区纱帽街陡埠村疫情变化表**

年份	人群病情			家畜	螺情		
	血检数（人）	血阳数（人）	粪阳数（人）	存栏数（头）	当年查出有螺面积（万平方米）	钉螺密度（只/框）	感染性钉螺密度
2014	412	6	0	0	2.07	0.039	0
2015	19	1	0	0	2.07	0.037	0
2016	20	1	0	0	2.07	0.054	0
2017	1	1	0	0	1.87	0.021	0
2018	172	4	0	0	1.87	0.013	0

2. 场馆与酒店周边历史有螺环境

表 8-4　　　　　　　　　军运会相关场馆周边历史有螺环境

场馆	赛事	周边1公里历史有螺环境	首次发现钉螺年份	灭光钉螺年份	历史钉螺面积万平方米	备注
青山江滩沙滩排球中心（长江）	沙滩排球	青山区红钢城街4街坊二航局	1991	1991	2.67	图6
空军武汉机场	空军五项	新洲区阳逻街袁榨村	1957	1975	34.34	图7
武汉全民健身活动中心	女子足球	江岸区塔子湖村	1942	1985	1	图8
东西湖体育中心	水上救生、男子足球、乒乓球	径河街石家坡村石家坡荒地	1965	1980	247.73	图9
		径河街海景村黄狮海	1958	1977	120	
		径河街莲花湖村荒地	1965	1980	932.6	
		径河街海景村三湖嘴	1965	1980	100	
江夏梁子湖风景区场地	铁人三项	舒安乡南咀村黎家湖	1986	1987	6.68	图10
		舒安乡南咀村四口塘	1986	1991	4.01	
		舒安乡南咀村庙后底	1986	1990	5.54	
汉阳区国博江滩	沙滩排球	中南一级站	1989	2005	5.00	图11
		华夏船厂	1989	2005	2.50	
		新五里	1989	2005	3.10	
碧桂园-凤凰酒店（国际政要）		汉南区东荆街清江村三角元湖	1984	1985	40.67	图12
绿地铂瑞酒店（竞赛工作人员）		汉南区东荆街乌金村双独子	1984	1988	8.01	图13

（三）外环境连通的水域或滩涂赛事

大部分赛事均为室内场馆或非涉水项目，考虑到血吸虫病的涉水传播环节及流行病学特征，筛选出三项与外环境连通的水域或滩涂赛事为重点评估对象。

表 8-5　　　　　　　　　　　　军运会重点评估赛事周边疫情说明

项目	地点	周边疫情
帆船、公开水域游泳	东湖	非疫区
沙滩排球	青山江滩	消除区，处于长江沿岸，周边 1 公里有历史有螺环境 1 个，历史有螺面积 2.67 万平方米
	汉阳江滩	消除区，周边 1 公里有历史螺点 3 个，历史有螺面积 10.6 万平方米
铁人三项	江夏梁子湖	传播阻断区，周边 1 公里有历史有螺环境 3 个，历史有螺面积 16.23 万平方米

五、军运会风险分析与评估

基于《风险管理标准》AS/NZS4360：2004/ISO 31000（澳大利亚-新西兰标准）风险分析矩阵法，从风险发生概率和危害程度两个维度，对识别出的风险事件构建矩阵；评估也考虑到现有的保障力量对风险的影响，增加风险发生可控制水平（预防处置能力）指标，以期较全面地评估风险。传染病突发公共卫生事件进行风险分析时，需综合考虑该传染病的临床和流行病学特点（致病力、传播力、毒力；季节性、地区性；传播途径、高危人群等）、人口学特征、人群易感性、对政府和公众的影响、人群对风险的承受能力和政府的应对能力等。

（一）风险分析

血吸虫病作为一种涉疫水即可感染的自然疫源性传染病，传播环节复杂，受水系、季节、人文活动因素影响极大。

1. 季节风险分析

十月属血吸虫感染高发季节，军运会运动员、大量观众和游客来自非血吸虫疫区，血吸虫病防护知识缺乏，属易感人群，亦有相当多的工作人员、媒体、观众游客来自血吸虫病疫情较重的疫区，会带来输入性病例及传染源输入风险威胁。

2. 外环境连通的水域或滩涂赛事风险分析

以近年疫情来看，涉水与滩涂赛事所在水域及周边均无有螺环境，无血吸虫病本地感染事件的发生，帆船、铁人三项、汉阳江滩沙滩排球水域与上游都无钉螺。

3. 人员不可预测的聚集与流动风险评价

十月属血吸虫感染高发季节，许多涉军运人员、观众、游客来自非疫区，属易感人群。近年来，进入武汉旅游的年均人流量达千万，举办多届马拉松、国际渡江节、龙舟节等大型赛事，但并未发生流动人群在武汉发生感染的病例。

4. 血吸虫病输入风险分析

在我国，流行的是日本血吸虫病。武汉市目前仍有大面积的钉螺孳生环境，涉军运人员、观众游客的到来，带来输入性病例风险威胁。从世界范围来看，日本血吸虫病分布于中国、菲律宾、印尼、日本，而日本已消灭了血吸虫病，因此，可能影响本地疫情的主要是来自中国、菲律宾及印尼的感染者。

（二）风险评估

2019年2月初，血吸虫病专家对军运会血吸虫病传播风险进行了第一轮专家会商。2019年3月26日，市军运会医疗卫生保障工作领导小组办公室邀请了多学科、高规格的专家团队——中国疾控中心、解放军疾控中心、上海市疾控中心、中国科学院武汉病毒所、武汉大学、华中科技大学、武汉科技大学、武汉海关、市市场监管局、市动物疫病预防控制中心等14家单位的18位资深专家，对军运会突发公共卫生事件进行了评估。其中，根据风险识别与分析资料，两轮专家的评估结果为：血吸虫风险发生的可能性不大可能，后果严重性为中度。

表 8-6　　　　　　　　　　　　　　风险矩阵分类表

事故（事件）发生可能性	事故（事件）发生影响程度				
	非常严重（5）	严重的（4）	中度的（3）	微小（2）	可忽略（1）
必然发生（5）	10	9	8	7	6
非常可能（4）	9	8	7	6	5
有可能（3）	8	7	6	5	4
不大可能（2）	7	6	5（血吸虫病）	4	3
几乎不可能（1）	6	5	4	3	2

六、风险管理建议

（一）开展军运会相关场所血吸虫病风险监测预警与定期评估

根据《武汉市血吸虫病传播风险监测实施方案》，将军运会所在地周边现有钉螺环境及历史有螺环境纳入现场监测范围，进行螺情与野粪监测，并根据工作开展进度实施多轮血吸虫病传播风险动态分析，实时掌握风险分级。制定军运会信息报送制度及报送流程。在军运村、活动场馆、定点宾馆酒店、相关医疗机构要安排专人，负责收集、汇总工作信息和动态，确保血吸虫病防控信息渠道通畅。

（二）重点加强涉水赛事中存在风险的防控制措施

各疫区血防专业机构要在春季常规查灭螺的基础上，重点全面对军运会相关场所所在的村落或水域有螺地带或可疑环境排查，严格按照《血吸虫病消除工作规范》反复进行药物灭螺和水体灭蚴。赛前1~2天，对场馆所在村的有钉螺的水域和钉螺孳生地，依据不同环境类型，使用氯硝柳胺杀灭钉螺和尾蚴，或用杀螺胺展膜油剂进行灭蚴，最大限度降低人群感染血吸虫的风险。

对涉水运动员及水面工作人员进行血防安全教育，确保运动员及水面工作人员在赛场水域活动，采取有效措施劝阻游客或观众、媒体在赛场以外水域接触江水。相关血防机构在重点部位派专人值守，对不慎进入有螺水域的人员进行重点防护并登记。

（三）血吸虫病病例监测

开展出入境人员血吸虫病例监测和症状监测，完善与卫生行政部门信息沟通机制，及时传递血吸虫病及症状监测信息；协助卫生行政部门开展调查处置等工作。根据赛会场馆医疗点、定点医院症状监测信息，及时做好血吸虫病相关数据的分析与预警，提出针对性防控建议。

（四）针对性地进行人员防护

根据军运会期间的人群特点，制定针对性的健康教育工作方案，开展全面的、形式多样的健康教育工作，提高群众血吸虫病知识知晓率和健康行为形成率。对涉及军运会就诊人员进行症状监测和信息上报，及时报告发现的涉及军运会人员的血吸虫病病例或疑似病例信息。

有关区在血吸虫病防控重点环境设立适宜的警示标识和健康提示。2019 年 3—10 月，各区血防办组织人员到沿江血吸虫病防治环境巡查，重点环境增加人员数量和巡查频次，加强巡查员在岗督查，并在现场宣传血防知识，发放多语种宣传单，劝阻人群接触江（河）水，并做登记，主动开展后续服务。

第九章　江湖连通工程中的血吸虫病传播风险防控

血吸虫的生活史需要通过寄生于中间宿主钉螺在有水环境中完成，血吸虫病也是一种水源性寄生虫病，因此，有感染性钉螺的水系，其水流区域一旦发生变化，就很有可能导致血吸虫的扩散传播。实际生活中，由于供水需要或由于环境改善等原因，人们实施工程时，会将自然条件下隔断的水系人为地连通起来，当涉及血吸虫生活水域，则血吸虫的生活范围则很有可能随之扩散，周边居民感染血吸虫病的风险增大。本章主要以通过陈家山闸引江济湖工程为例，讲述江湖连通工程中的血吸虫病传播风险防控。

第一节　江湖连通工程概况

2018年9月5日上午11时12分，武汉市洪山区疾病预防控制中心血防接到武汉市疾病预防控制中心血研所发来的《武汉市防汛抗旱指挥部办公室关于启动陈家山闸引江水的调度令》（武汛办〔2018〕47号），该调度令要求洪山区开关相应闸口，使长江水沿陈家山闸经青菱河引流至汤逊湖，水流全程长度约13.5公里。该闸于2018年9月5日8时开闸放水，至两级疾病预防控制中心血防专业人员接到通知已近7个小时，水流速度约10立方米/秒，已累计流入境内超过25万方，根据长江水位落差及下降速度判断，倒灌情况预计将持续四五天。长江水由陈家山闸经青菱河进汤逊湖。此次引江济湖的目的为了缓解汤逊湖蓝藻问题。

引水工程涉及水域包括水道及汤逊湖两部分。整个水道从陈家山闸经青菱河到汤逊湖，全长约13.5公里，道宽最窄处4米，最宽处近20米，沿线分布白沙洲中小企业城等工业区，白沙洲大市场等商业区，李桥社区、虹桥家园、巴黎春天等多处居民区，嬉水人员众多。另外，水道局部有闸口和小河流通往野湖、青菱湖和黄家湖。

汤逊湖占地47.6平方公里，是中国最大的城中湖，涉及洪山区、江夏区、东湖新技术开发区，周边有多处居民区、学校、商业区和度假区，涵盖人口近200万人。

第二节　风险识别与评估

一、风险识别

江湖连通工程调度令下发仓促，未曾安排专家论证，未开展血防风险评估和准备工作而直接实施，且放水后才由市疾控中心发至区疾控中心，因此也无法提前做好相应的防止钉螺扩散措施。长江钉螺输入内湖已是较大概率事件，这可能造成钉螺在垸内河道、沟渠及湖区孳生扩散。

倘若钉螺输入，其孳生区域可通过漂浮物的受阻或漂流分为三个部分：一是沿整个引流水道两岸分布；二是通过闸口或小溪流向野湖、青菱湖及黄家湖迁徙；三是通过漂浮物进入汤逊湖后分布于各处湖岸。众多学者的研究结果表明，水系变化与血吸虫病的流行关系密切，短期内可促使钉螺蔓延扩散，表现为钉螺面积大幅度增加，而在有螺面积扩增到一定程度后，则以钉螺密度增长为特征。而且，长江水系钉螺在汛期可吸附于漂浮物，加速了钉螺的扩散和有螺面积的增加。

因水道及湖区周边有大量的人员及哺乳动物接触水源，一旦有阳性螺输入，极有可能产生血吸虫病急感病例。倘若不能及时发现并处置，未来就可能出现血吸虫病暴发疫情。

二、风险评估

（一）信息化查螺与野粪调查

采用系统抽样与环境抽样相结合的方法设框选点。在青菱河河道沿线范围进行系统抽样，根据调查范围宽度等距设站，共设 2 站，每隔 10 米调查 1 框。在进行系统抽样的同时，对可疑钉螺孳生环境，如适宜钉螺栖息的场所（如河道转弯水流较缓处的滩地、草滩地区、环境潮湿地区以及水生漂浮物聚集的河道两岸等）进行环境抽查。调查过程中，检获框内全部钉螺，并带回解剖观察，鉴别存活和感染情况。

查螺技术人员在某站某框查到钉螺时，利用手持 GPS 对有螺框点进行定位，并将框内所有钉螺捡获，放入查螺袋，利用标签纸在查螺袋上进行记录，标签上用记号笔依次填写站号、日期（以大写英文字母标记）、框号以及钉螺的数量，如第 1 天查螺时在第 2 站第 5 框查到 3 只钉螺，则标记为"2A005，3 只"，标记完成后，将其置于手机的镜头拍照，以采集有螺点附近的环境图像，一张为查获钉螺位置的地面环境，另一张为周围整体环境。图片中均应包含标签信息，以备后期数据处理，确定螺点及建立环境信息数据库。查获钉螺的同时，填写环境记录表，记录：①查获钉螺的站框号；②距离堤、江的大致距离；③周边植被特征；④周边其他标志物，如是否有野粪、水坑等，是否有其他的标志物。

在信息化查螺的同时，调查河道两岸范围的野粪，发现野粪时，依照同样的方法对野粪位置进行标记，采集野粪点附近环境图像，并对野粪进行采样检测。

（二）水生漂浮物查螺

监测整个河面范围的漂浮物，对河面上的所有漂浮物进行钉螺调查，本次调查采用漂浮物打捞法。现场工作时，采用尼龙纱网制成的网兜，沿水流方向打捞全部的水生漂浮物，将样本保存好。查螺工作结束当天，现对水生漂浮物样本进行称重，再采用淘洗法（即将捞获的漂浮物置于塑料盆内加水搓揉淘洗，使吸附于漂浮物上的寄生物脱落），检查是否有钉螺吸附。统计钉螺数量并计算单位重量漂浮物吸附钉螺数（单位：

只/千克）。

（三）实验室检测与数据库建立

信息化查螺现场工作结束后，需对捕获钉螺进行实验室检测，鉴别其存活及感染情况，并根据检测结果，建立螺情数据库，计算螺情指标。具体方法见第二章。

第三节 风 险 控 制

一、灭螺

（一）灭螺时间

查到钉螺后 24 小时内开展灭螺。

（二）灭螺范围

以有螺点上下游 2000 米范围内进行灭螺。

（三）灭螺方法

1. 河道两岸

视环境特点，分别采用喷洒法或铲草皮沿边药浸法。

喷洒法就是将水溶性或水分散性药物加入水中进行喷洒，喷洒前，必须先清除灭螺区域内的植被，将杂草等植物齐根割下后即集中进行填埋或药物浸泡处理，防止钉螺借此扩散。喷洒时，要经常搅拌药桶，不使药物沉淀。喷洒的水量，根据土壤的含水量确定，一般为 1 千克/平方米。

铲草皮沿边药浸法是将一定量灭螺药物沿水线上 30~70 厘米撒布于河岸，再将河岸孳生钉螺的草皮与药物一起铲入河边水中。铲草皮时，先铲近水线处 30 厘米，再铲水线上较高处，铲的厚度一般在 6~10 厘米，随铲随扫，将草皮推到水线下，不使其露出水面，以免钉螺上爬。使土表、土内、水上、水下的钉螺同时受到药物的浸杀作用。

2. 道内水生漂浮物

全部打捞上岸，采用药物集中喷洒或药物浸泡灭螺处理后，就地填埋或做其他无害化处理。

（四）灭螺效果考核

药物灭螺后 2 周开展灭螺效果考核。校正钉螺死亡率要求达到 100%。达不到要求的螺点，要反复灭螺，直至达到要求为止。

二、持续监测螺情变化

引入的江水对两岸河滩淤积、新生滩地的形成的作用不可忽略，水位越高，水淹河滩面积越大，钉螺随水扩散的程度可能越高，同时也可能导致潜在扩散范围扩大。已有研究结果显示，洪水对于钉螺繁殖的影响可能在 1~2 年后才能展现，而一次洪水，可能会影响到今后 3~5 年的钉螺分布。此外，洪水规模大小或持续时间长短也会影响到血吸虫病的流行。因此，后期将持续监测河道两岸的螺情，及时发现，采取措施，防止钉螺的孳生，为血吸虫病防制提供有效支持。

三、开展多种形式的健康教育

对于河道两岸岸居民，可采取多种形式的健康宣教手段，如通过健康知识讲座、树立宣传牌、健康咨询等方法，让沿岸居民对血吸虫病的传播与控制有更深入的了解，提高自我防护意识，降低感染风险。

四、应急处置及疾病防控

血吸虫病应急处置是一项技术性与系统性相结合的防治工作。在血吸虫病流行区应做好应急机制、应急队伍、应急保障和信息支持等方面的应急预案工作。强化预防血吸虫病的健康教育，开展重点人群的预防措施。提高群众的防病意识。对重点人群做好相关信息和联系方式等的登记造册工作，发放预防用品，并对这部分人群开展追踪观察和随访，发现有发热等症状的人员，应及时明确诊断是否为感染血吸虫，如发现为感染者，则应及时予以治疗。对已接触疫水但未采取防护措施的人群，在接触疫水后 4~5 周内可进行吡喹酮早期预防性治疗，以防止急性血吸虫病的发生。

第四节　引江济湖血吸虫病传播风险控制

一、现场应急处置

第一时间安排工作人员打捞进闸江水中的漂浮物，以减少钉螺输入。为了监测长江水体漂浮物上附着钉螺向垸内扩散情况，组织血防专业人员 5 人于次日开始，连续 3 天对漂浮物进行附螺抽样监测，现场累计打捞 270 余分钟，共捞到漂浮物约 30 千克，其中闸内约 11 千克，闸外约 19 千克，漂浮物以水葫芦为主，工作人员仔细检查其上附着的小生物，共发现多足虫 16 只、蛛形虫 5 只、线虫 12 只、昆虫 19 只、大型螺 1 只、钉螺 0 只。

为查看并确认陈家山闸附近无螺现状，血防工作人员分别对闸附近环境及堤内沟渠进行钉螺环境抽样调查，共调查 60 框，覆盖面积约 8000 平方米，未发现钉螺。而后针对陈家山闸入青菱河约 0.7 公里沟渠进行环境抽样查螺，共调查 70 框，未发现钉螺。因工作量较大、人手缺乏、时间仓促、查灭螺公司缺乏技术资质等原因，实际螺情监测工作尚未全面开展。

二、风险监测

（一）近期监测

由专业化团队在 1 个月内完成全面系统的数字化查螺任务。信息化查螺，从青菱河水流上游，即青菱河入河口，至水流下游，即陈家山闸口，分别以文化大道和青菱立交白沙洲大道为界，将河道两岸划分为 3 部分，总共 6 个区域。按照本章第二、三节所述方法进行风险监测。

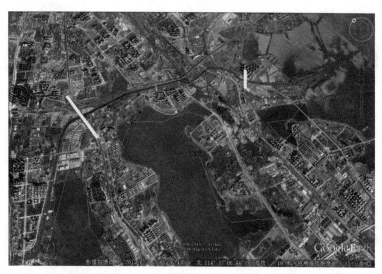

图 9-1　青菱河信息化查螺区域划分示意图

　　结果显示，信息化查螺范围内未发现钉螺，各项螺情指标均为 0。水面漂浮物调查亦未见钉螺吸附。查螺过程中发现野粪 1 框。说明陈家山闸口开闸放水后，短期内暂未发现上游钉螺随水迁移至垸内。

　　（二）长期监测

（1）螺情监测，每年春秋两季采用与近期检测相同的方式开展螺情和野粪的监测。

（2）现场环境及人畜活动情况调查，调查人畜活动类型频次等。

（3）联防联控，并处置监测中发现的问题和风险。

第十章 水域岛屿的血吸虫病传播风险防控

第一节 不同水域岛屿的风险识别

一、岛屿的形成

散布在海洋、江河或湖泊中的四面环水、高潮时露出水面、自然形成的陆地，称为岛屿。岛的面积大，屿的面积小。彼此相距较近的一组岛屿称为群岛。本书所称岛屿特指血吸虫病流行区散布在江河或湖泊中的四面环水自然形成的陆地。根据岛屿周边水域常年水体是否与江河直接相通、是否有固定流动方向，可分为流动水域岛屿与非流动水域岛屿。

位于江河中的岛屿（又称江心洲），由河漫滩相和河床相沉积而成。它是由心滩不断增大淤高而成。有的江心洲高出平水位以上，洪水泛滥时，顶部盖上悬移质泥沙；有的江心洲长期出露水面，洪水期也不没入水面以下。它们都比心滩稳定，一般是洲头冲刷，洲尾沉积，使江心洲不断下移。如长江中游的天兴洲、白沙洲、铁板洲。

浅滩形成后，增大了浅滩滩面上的糙率，引起流速减小，浅滩滩面上水流的挟沙力降低，使床质泥沙继续在浅滩上沉积下来，浅滩便可继续发展，使之在枯水期出露水面，形成心滩。心滩是江心洲发展的初级阶段。在心滩表面上，常常形成许多沙波。所以，心滩表面的阻力不仅比所在河床明显增加，而且比浅滩也显著增大。由于心滩的规模比浅滩大，对水流的阻力也显著增大，所以心滩形成后，洪水流过心滩表面时，由于流速明显减小，使大量较细的泥沙在心滩表面沉积下来，心滩的高度也随之淤高，逐渐地高出年平均水位，便形成江心洲。因江心洲高出年平均水位，所以在枯水期与中水期不被水流淹没，在洲面上能生长一年生植物。随着植物覆盖率增大，糙率显著增大，故洲面上植物生长后，洲面糙率增大，使水流流速显著减小，挟沙力明显降低，更促使洲面沉积抬高。因江心洲是在流速很小的情况下沉积的，所以洲面上的沉积物多属黏性土与细粉沙。

二、岛屿钉螺来源及扩散途径

根据对长江中游地区钉螺外形及齿舌带观察，江湖洲滩钉螺均属同种肋壳钉螺，即湖北钉螺指名亚种。虽各处钉螺外壳大小不一，是与各地钉螺孳生环境有关，根据钉螺齿舌中央齿板的基底齿 1-1 式及 2-2 式百分数的比较，汉阳、江岸、江夏、天兴洲、叶家洲 5 个中段及鄱阳湖苏家荡、高桥 2 个下段钉螺基底齿其 2-2 式均为 100%，由此推断，造成钉螺扩散的螺源地主要在长江洲滩。

水体钉螺调查及载体漂流试验结果表明，长江外滩钉螺扩散的主要途径是从陆地—水上—陆地，周而复始。而长江滩地演变和洪汛为钉螺繁衍生息与迁移扩散提供了适宜的场所和便利条件。

陆地：为洲滩钉螺区，即"螺源地"。繁殖生长的洲滩钉螺通常留居在栖息地狭小的范围内继续孳生繁衍，而当一年一度的汛期来临时，部分成螺或幼螺借助汛期迁移、登陆到新的"定居"点。

水上：水路迁移的螺群是必经之道。钉螺以依附漂浮物或自体漂浮移动来实现远距离和大量扩散，最远可达 100 千米以上，幼螺是随水漂流扩散的主要螺群。试验显示，有 98.20% 的幼螺可不需依附载体随水流向下漂浮扩散，而长江武汉段在捞获的钉螺的 84.52% 均分布在两岸边流水域，以右岸水域钉螺最多，左岸次之，江中水域最少。同时，通过载体漂流试验证实，由两岸水域投放的载体回收率为 66.67%，这为钉螺就近着陆提供了有利机会。

陆地：当螺群迁移到适宜孳生环境后，"定居"下来，繁衍后代，形成新的钉螺区，甚至再度迁移扩散。另外，在长江汛期，通过涵闸灌溉，钉螺依附载体由垸外随水流向垸内，随着时间的推移，钉螺沿着干渠—支渠—斗渠—农渠—毛渠水系逐级繁衍扩散。

钉螺扩散时机：钉螺扩散的时机主要在汛期，洲滩钉螺分布与长江水位及降水量有着密切关系，集雨地区降水量的多少，直接影响到长江水位的涨落。其降水量越多，水位越高，钉螺扩散的面积越大、处数越多，且钉螺分布高程差越大，造成血吸虫病流行区域越广，其危害性越强。

通过对长江汛期滩地面积与钉螺面积演变情况的调查和钉螺扩散观察研究等数据资料分析可知，长江洪水对洲滩和湖滩的淤积、新生滩地的形成起到了不可忽视的重要作用，洲滩钉螺面积是自然因素（长江江滩淤沙堆积、滩地抬高和面积扩大）、生物因素（钉螺迁移扩散）、人为因素（人工移栽芦苇、丢弃漂浮物以及涵闸灌溉等）等多因素综合作用的结果。

三、岛屿的地理特点

与血吸虫病相关的岛屿主要分布于长江中下游江心洲，以及与长江相通的大小湖泊中。根据季节性水位的变幅，可分为水位未控制的流动水域岛屿和水位控制的非流动水域岛屿。

（一）流动水域岛屿

这类岛屿直接与江、湖相连，有明显的季节性水位变化，通常在 4、5 月雨季来临时涨水，为"春汛"，淹没部分有螺滩地；6、7 月长江水位迅速上升，淹没全部江洲滩，同时江水倒灌入湖，淹没全部湖滩，呈现一片汪洋；直到 10、11 月长江水位降落后，方露出滩面，故有"冬陆夏水"的自然景观。存在着"洲岛""江滩"和"湖滩"

等不同地貌。滩地上广泛生长湿生和中生植物，其中，以苔草、野古草、荻草、芦苇和马兰为优势品种，有的滩地上还种植大片柳林护堤防浪。由于植被茂盛、土表湿润、土壤肥沃，适宜钉螺孳生；季节性水位涨落又利于钉螺繁殖；丰富的水产资源和广阔放牧场所，以及不断发展的水上交通、旅游景点和众多开发项目，促使人、畜上洲活动频繁，暴露和感染以及畜粪污染有螺滩地的数量也因此日益增多。上述因素的综合，为血吸虫病的传播提供了良好的条件。

近几年来，长江该段持续处于低水位，部分洲岛村民加大了在滩涂的垦殖力度，使滩地的活螺密度逐年下降，但滩地大面积的农作物又使野兔和鼠类等野生动物栖息数量增多，其粪便依然污染滩地，造成感染性钉螺密度居高不下。

部分江心洲一直处于保护性开发阶段。从周边经济发展来看，虽步伐落后，但后劲十足，拥有着得天独厚的环境优势。

（二）非流动水域岛屿

天然湖泊的岛屿，由于天然阻隔物或修筑人工堤坝，使其与江湖水系阻隔，不受外来水位直接影响。这类岛屿因水位变幅较小，地面干燥，不适宜钉螺生存。

四、岛屿血吸虫病传播风险的识别

（一）数据资料准备

评估前，应完成数据的初步分析，并收集整理相关的文献资料，如血吸虫病传播规律、人群易感性、历史疫情、专业防治能力和可利用资源及有关自然环境、人群特征、卫生行为、事件相关背景信息等资料。

（1）收集血吸虫病历史疫情和防治工作资料，结合自然、社会和生物等相关因素，确定评估范围，如洲头、洲尾、洲中等。如果筑有堤垸，还可分为洲外滩、内垸等。

（2）选点进行传播风险相关因素现场调查。

①基本情况。调查包括调查对象的地理位置、居民数、经济情况以及调查点最近几年的血吸虫病疫情和防治工作资料。

②居民感染率调查。对每个调查村，随机选取6~65岁常住居民开展血吸虫感染情况调查，每个行政村至少调查300人。可先用血清学方法筛查，阳性者再采用尼龙绢集卵孵化法（一粪三检）进行粪便检查。

③家畜感染率调查。在每个调查村，对当地最主要的家畜传染源（特别是牛）随机抽取100头开展家畜血吸虫感染情况调查；不足100头时，应全部检查。家畜感染率检查采用塑料杯顶管孵化法（一粪三检）。

④野粪调查。在调查村垸内和垸外的草洲滩地、垸内的沟渠等可疑环境开展野粪调查，拣获调查范围内的全部野粪，用顶管孵化法进行检测（一粪三检）。

⑤钉螺调查。钉螺调查环境与野粪的调查环境相同，采用系统抽样结合环境抽查法查螺，拣获框内全部钉螺。鉴定钉螺死活，对活螺用解剖镜检法或者分子生物学方法鉴定感染情况。

⑥潜在传染源情况调查。通过对野粪和钉螺的调查现场观察，对草洲和沟渠等有螺

环境进行传染源（人、牛、羊等）的调查。

（二）指标统计

以行政村为单位，统计居民感染率、家畜感染率；以环境为单位，统计野粪阳性率、野粪出现频度、活螺密度、钉螺感染率、阳性螺密度以及家畜敞放频度等指标。

（三）风险识别

在对已收集信息分析的基础上，初步识别血吸虫病传播风险，确定需要纳入评估的要素，在进行专家会商和具体评估时，对识别出的风险要素的全面性、合理性进行进一步的审议、确认和补充。

（四）分析及评价

风险分析时，需综合考虑血吸虫病的流行病学特点（季节性、地区性、中间宿主、传染源、传播途径等）、人口学特征、对政府和公众的影响、人群对血吸虫病传播风险的承受能力和血防专业部门应对能力等要素。组织专家对风险发生的可能性、后果的严重性进行定性或定量分析。发生可能性分析需结合背景及监测信息、历史事件等，对血吸虫病传播发生的可能性进行评价。后果严重性分析，应从传播影响的范围、波及的人数、所造成的经济损失、对人群健康、社会稳定影响的严重性等方面考虑。可能性及其后果严重性的大小，可按极低、低、中等、高、极高五个等级来划分。

依据风险分析结果与可接受的血吸虫病传播风险水平进行对照，确定具体的等级或关注程度。

1. 危害性

从岛屿上感染血吸虫病感染对社会的负面影响、所造成的经济损失、对人群健康影响的严重性、对生态环境系统的破坏程度、对社会稳定和政府公信力的影响以及对公众的心理压力等方面加以分析。

表 10-1 危害性赋值及含义

危害性	赋值	含 义
非常严重	9~10	一旦风险发生，将造成巨大的社会影响，危害人群健康，造成巨大的损失
严重	7~8	一旦风险发生，将造成较大的社会影响，危害人类的健康，造成很大的损失
中度	5~6	一旦风险发生，将造成一定的社会影响，造成一定的损失
微小	3~4	一旦风险发生，对社会舆论以及人群造成较小的健康影响
可忽略	0~2	一旦风险发生，对主要的工作开展和人群基本无影响

2. 可能性

结合历年疫情监测结果、相关有螺环境情况，评估目前疫情现状下发生血吸虫感染事件的可能性。

表 10-2 可能性赋值及含义

可能性级别	赋值范围	含 义
必然发生	9~10	评估范围内发生频率极高
非常可能发生	7~8	评估范围内发生频率较高
有可能发生	5~6	评估范围未发生过,但类似区域发生频率较高
不大可能发生	3~4	评估范围内未发生过,类似区域偶有发生
几乎不可能	0~2	评估范围内未发生过,类似区域极少发生

3. 可控制水平

可从辖区机构监测系统完备性、应急防治力量,以及医疗救援能力、技术储备、卫生资源、公共卫生基础设施等方面考虑,评价目前疫情现状突发疫情的可控制水平。

表 10-3 可控制水平赋值及含义

可控制性水平	赋值范围	含 义
5	9~10	较易控制
4	7~8	可控制
3	5~6	较难控制
2	3~4	难以控制
1	0~2	无法控制

4. 风险评价描述的意义

风险水平	采取的行动
极低风险	不需要采取特殊措施
低风险	按照常规血防工作要求处置,如通过常规监测
中等风险	在专业血防机构内响应,如加强重点监测,开展专项调查,加大查治病查灭螺等强化措施
高风险	由当地政府组织多部门的协调响应,采取一系列有针对性的可产生显著成效的控制措施,如螺情处理、病情处置、健康教育、预防性服药等
极高风险	当地政府立即响应,启动高级别响应机制,采取可产生极为显著效的控制措施,如启动应急预案,准备物质,防控队伍集结,奔赴现场开展现场处置等

第二节　流动水域岛屿的风险评估与控制

一、钉螺的分布

洲滩的泥沙淤积和连年不断的洪涝灾害，促使岛屿的新洲不断扩大和钉螺面积与日俱增。

二、易感环境

洲岛的钉螺主要分布在"冬陆夏水"的江洲滩上，有螺高程、钉螺面积和活螺密度在平水年和丰水年均较稳定。尽管这类地区钉螺面积辽阔，但并非所有有螺江洲滩均为易感地带。目前比较公认的易感地带定义为人、畜常到、粪便污染严重、感染螺密度高的滩地或某些特殊环境，以及血吸虫尾蚴波及的沿岸水域。一般认为，易感地带的面积占钉螺总面积的 20%~25%，常为人、畜感染血吸虫病的主要地点，也是多数急性血吸虫病病人的感染场所。

流动水域岛屿，或四周被有螺洲滩包围，或整个洲岛遍布钉螺，适合钉螺孳生的辽阔滩地随着人、畜上滩活动数量的扩大，血吸虫病的传播强度亦会增大。

三、主要传染源

岛屿血吸虫病主要传染源因地因时不同而异。传染源比较广泛，有病牛、病猪、病人和病犬，且以当地人、畜为主；生活在洲岛上的居民，由于人群接触疫水频繁，血吸虫年再感染率居高不下，是重要的传染源；已形成水网化的部分垸内居民点，因遭受垸内、外疫源地的双重威胁，血吸虫病流行程度也十分严重。有些岛屿主要传染源为病牛（有些村旁洲滩包括病猪），既有当地的，也有外来的，且以外来者居多。就季节而言，在滩地的浅水期，敞放的病畜，尤其是病牛和病羊，为血吸虫病主要传染源，它们排放在滩地上的血吸虫卵数约占滩地虫卵总数的 95%；在涨水季节，因家畜中止放牧，而以感染血吸虫的渔、船、牧民为主要传染源，他们长期在水上生活，接触粪便污染的有螺水体的机会十分频繁；但由于当年生钉螺感染血吸虫的主要季节为滩地浅水期的 4、5 月，故推测病畜对血吸虫病的传播作用更大。

四、暴露与感染

一般认为，岛屿的血吸虫感染，有明显的季节性，4—6 月出现第一个感染高峰，此时水位初升，钉螺大量逸蚴，人们因捕鱼、打草、抢收作物等生产活动频繁接触疫水而感染；10—11 月为第二个感染高峰，此时当年生钉螺自然感染率显著上升，水位恰好降至滩地密螺带，水面尾蚴密度很高，人群上滩从事生产活动频率再次增多，感染人数与4—6月相仿。在7—8月洪水期间，因去年生的老螺已大多消亡，而当年生钉螺体内的尾蚴尚未完全成熟，水面尾蚴相对较少，故不属感染高峰季节；11月退水后，滩地干枯，气温逐渐下降，感染螺偶尔在雨后天晴的小面积水体逸蚴，为数甚微，故感染机会极小，为血吸虫病非易感季节。

在人群中，由于低年龄儿童、青少年以及来自非疫区的流动人口缺乏获得性免疫，故对血吸虫易感，急性血吸虫病也大多在这类人群中发生，且临床症状较为严重。另据调查，约有半数以上的急性血吸虫病发生在仅占3%～5%的高危易感洲滩（滩地）上。

急性血吸虫病的地理分布和人群分布上具有明显的聚集性，针对历年急感多发地点和20岁以下的重点人群，策划相应的防治措施，将能取得事半功倍的效果。

五、风险管理

（一）有螺滩地

如有螺滩地贴近村旁，面积较小，单元性强，人力、物力允许，灭螺方法成熟，效果易于巩固，则应选择区域性灭螺为主，同时开展人群化疗的防治对策，以控制疾病的流行。在制定具体灭螺方案时，必须根据感染螺分布特点和当地灭螺能量，周密策划，确保灭螺质量，并建立定期复查复灭的制度。

如有螺滩地面积大，感染螺分布不集中，上述灭螺规划难以实现，则可针对当地血吸虫病的主要传染源，积极实施耕牛化疗，生猪圈养，或人、畜同步化疗，促使钉螺自然感染率的下降和感染螺密度的减少。但耕牛化疗必须以易感滩地（主要是村旁易感滩地）为中心，对本村和外地上滩放牧的牛群同时，开展吡喹酮化疗，并选择在退水后2个月进行。同时，必须避免漏治幼牛和有意减少药量，以确保年终化疗的效果，使翌年春季滩地野粪不带血吸虫虫卵或极少含卵，从而避免新螺感染。

在有条件的江湖洲滩地区，也可同时实施易感地带灭螺和家畜化疗，产生"协同"作用，以加大控制疾病流行的力度。

（二）已控制水位的垸内型疫区

要把消灭垸内钉螺作为首选措施，以达到控制垸内感染的目的。灭螺方法应以农田水利建设的环境改造为主，药杀为辅，并尽力防止垸外钉螺通过引灌涵闸输入垸内。对可能孳生钉螺的各种场所，要加强螺情监测，一旦发现有螺，及时组织扑灭。此外，亦可采取调整种植结构，如水改旱、水旱轮作，以减少钉螺面积和降低人群感染率。与此同时，要积极开展人群化疗和健康教育，尽量减少垸外暴露与感染的机会，促使居民血吸虫感染率降至最低程度。

对垸外有螺、垸内无螺的洲垸型疫区，要定期开展人群查治和有针对性的健康教育，重点为沿堤居住的村民和经常到垸外洲滩活动的高危人群。

第三节　非流动水域岛屿的风险评估与控制

一、风险评估

（一）钉螺的分布

在非流动水域岛屿，因水位变幅较小，地面干燥，不适宜钉螺生存。但受一些大型水利工程、引水灌湖等重大措施中，生态环境发生变化，钉螺扩散，存在血吸虫病流行的潜在性危险。

（二）生态修复工程扩散钉螺可能性分析

通过生态修复，水质、植被得到良好改善，成为钉螺的最适生存环境，倘若不采取有效的防螺措施，则可能导致钉螺扩散、繁殖。

（三）人为携带钉螺到造成扩散的可能性分析

人为携带钉螺主要是人们穿着的鞋能粘着螺卵；牛蹄间隙可夹带钉螺；打鱼、捞虾、打湖草以及移种芦苇、茭白或其他水生植物时，都能将钉螺携带到其他地方，造成扩散。这些虽然发生的风险较小，但还是有一定的概率。

（四）疫水扩散造成血吸虫病传播

引水口上游有钉螺分布，引水的5—11月钉螺或感染性钉螺可以依附载体向下游扩散，倘若进水闸不采取有效防护设施，则尾蚴可能随引水进入水渠和湖区，人畜接触疫水，有感染血吸虫的风险。

（五）人口流动对血吸虫病传播的可能性

湖泊岛屿是人们休闲、游玩、观光的良好去处，必然有来自疫区的大量人群，其中很难避免有血吸虫病患者或传染源流动。依据血吸虫的生物学原理，血吸虫病在终宿主之间不能直接传播，湖区岛屿区域一般卫生条件、设施较为完善，病原污染水体的概率很小。因此，人口流动对非流动水域岛屿区域血吸虫病传播的风险相对较小。

二、风险管理

钉螺是日本血吸虫的唯一的中间宿主，是血吸虫传播和扩散的主要途径。根据血吸虫生活习性，毛蚴和尾蚴仅能在自然界水中短暂的自由生活，钉螺扩散是血吸虫传播流行的关键所在。在一些大型水利工程、引水灌湖等重大措施中，必须采取有效措施，项目主管部门和建设单位务必掌握工程区范围居民、家畜血吸虫病流行情况和钉螺分布情况，充分了解与邻近流行区之间的相互影响关系。在项目规划、设计和建设中，实施规范化管理，积极寻求、采纳血防部门的意见，开展专项评估论证工作，接受血防技术监督。

第四节　长江江心天兴洲血吸虫病传播风险防控

一、基本情况

天兴洲是长江泥沙自然冲积而成的江心洲。该洲位于青山红钢城和江岸谌家矶所夹的长江段江心，洲体形如黄瓜，东西长 13 公里，南北宽约 2 公里，面积约 26 平方公里，北岸有渡口，南岸有码头与轮渡。该洲隶属于武汉市洪山区天兴乡，洲上有 3 个自然村，土地以滩涂、湿地和农田为主。天兴洲地区 1977 年秋季爆发急性血吸虫病流行，成为血吸虫病疫区，近年来未出现本地血吸虫病急性感染病例，近五年连续疫情监测中未发现阳性钉螺，但天兴洲上仍存在钉螺孳生，钉螺作为血吸虫的唯一中间宿主，就有可能造成血吸虫病在该地区的传播与流行。天兴洲秉承着"严格保护与适度开发""公益建设与商业运作"有机结合的原则，将其发展成集体育运动、生态博览、文化创意、旅游度假等多功能于一体的生态绿色之洲，洲滩地区人群活动日益密集，也给该地区血吸虫病防控工作带来极大的挑战。

二、风险防控

（一）洲滩禁牧

洪山区政府在 2007 年开始在天兴洲实行洲滩禁止家畜放牧规定，实行圈养舍饲，减少家畜对环境的污染，控制家畜传染源。加强禁牧管理，实行禁牧责任制。对于相关单位不认真履行禁牧职责，未及时对违规放牧行为予以制止、处罚，致使疫情扩散的，按照有关法律法规对负有责任的主管人员和其他直接责任人给予行政处分，并责令责任单位立即采取补救措施。设立禁牧警示牌。基层防疫部门还建立了巡查制度，落实专人加强江滩放牧巡查次，从而确保禁牧措施有效落实。

（二）病情监测

（1）每年 9—11 月，对天兴洲上的复兴、江心、天兴三个自然村的 6 岁以上常住居民、流动人口进行询检、血检工作，采用间接红细胞凝集试验（IHA）进行筛查，抗体滴度≥1：10 为阳性，对血检阳性者再采用尼龙绢袋集卵孵化结合沉渣镜检法进行病原学检查。

（2）要求辖区医疗机构首诊医生接诊发热病人，应详细询问病人疫水接触史，了解症状、体征是否符合急性血吸虫病临床表现，当怀疑为血吸虫病时，应要求病人到血防专业机构进行血吸虫血清学、病原学检查，并做好相关信息登记及后期随访。

（3）街道血防专业部门为群体接触疫水体登记责任人，在血吸虫病易感季节，对防汛人员、当地和外来人员在有螺环境修路、架桥人员及渔船民，要翔实登记其所有人员有关信息及接触疫水的初次时间，做好检查治疗的准备工作，对接触疫水人员进行针对性的扩大化疗，对发热的病人及时进行急性血吸虫病的诊断。

（三）查螺灭螺

1. 信息化查螺

采用政府购买服务的方式，委托武汉大学健康学院查螺团队对天兴洲开展钉螺调查工作，根据调查滩地的实际情况与宽度等距设站，主要采用系统抽样的方法设框选点，每隔 10 米调查 1 框，在进行系统抽样的同时，对可疑钉螺孳生环境，适宜钉螺栖息的场所进行环境抽样，查螺技术人员在某站某框查到钉螺时，利用手持 GPS 对有螺框点进行定位，并将框内所有钉螺捡获解剖观察，鉴别存活和感染情况，后期经过数据处理确定螺点，建立环境信息数据库，制作螺情分布图，可以准确直观地反映钉螺分布的现况；与往年数据对比，可以清晰呈现钉螺分布的变化趋势，为灭螺工作奠定扎实基础。

2. 药物灭螺

每年采用政府购买服务的形式，委托具有相应资质的灭螺公司开展春秋季药物灭螺工作，以春季灭螺为主，秋季灭螺作为补充。根据前期天兴洲信息化查螺的结果及实际情况，严格按照血吸虫防治技术规范中药物灭螺的技术规范开展工作，工作人员通过手持式 GPS 定位至信息化查螺所确定的螺点，因地制宜地对天兴洲所有螺点以及可疑钉螺孳生环境进行药物灭螺，要求做到定位准确、规范操作，真正做到靶向灭螺。灭螺工作结束后两周开展灭螺效果评估，检验灭螺效果是否达标，若未达标，则再开展重复药物灭螺工作，直至达到灭螺灭螺技术规范中的效果要求为止。

（四）风险评估

天兴洲血吸虫感染风险评估以螺情监测、野粪调查以及人群分布特征调查为基础，利用由传统二维风险矩阵发展而来的三维风险矩阵的方法，由专家组从风险事件发生的危害性、可能性、可控水平三个维度，对天兴洲不同区域的血吸虫感染风险进行评估。通过风险评估清晰反映出天兴洲各区域血吸虫感染风险的水平以及各区域之间风险的差异，为后期血吸虫病防控工作提供理论依据，也为因地制宜制定防控措施提供参考。

（五）健康教育

加大血防知识和技能的宣传教育力度，帮助居民提升血防意识和对血防措施的依从性，引导居民主动减少以生活性接触疫水和娱乐性接触疫水为主的接触频率，规范生产性接触疫水的防护措施，从而减少患病率，提升血防工作效率。天兴洲采取多部门联合，乡政府及乡卫生院为主体的形式落实健康教育举措，如：①天兴洲环堤公路每隔 100 米竖立血防警示牌；②在渡口、码头等人群集中区域安置血防宣传栏；③不定期开展血吸虫防治知识健康教育宣讲活动；④针对施工工人及渔民等生产性接触疫水的人群开展防护技能培训，传授血防护具及药物的使用方法，以及对紧急情况的处理技巧等。

第十一章 城市洪涝灾害后的血吸虫病 传播风险防控

洪涝灾害包括洪水灾害和雨涝灾害两类。其中,由于强降雨、冰雪融化、冰凌、堤坝溃决、风暴潮等原因引起江河湖泊及沿海水量增加、水位上涨而泛滥以及山洪暴发所造成的灾害,称为洪水灾害;因大雨、暴雨或长期降雨量过于集中而产生大量的积水和径流,排水不及时,致使土地、房屋等渍水、受淹而造成的灾害,称为雨涝灾害。由于洪水灾害和雨涝灾害往往同时或连续发生在同一地区,有时难以准确界定,故往往统称为洪涝灾害。

我国有血吸虫病流行的长江中下游地区,每年5—9月为长江汛期和洪涝灾害高发期,也是血吸虫病传播的易感季节。据史料记载,自1950年以来,长江流域至少发生了4次(1954年、1983年、1991年和1998年)流域性特大洪水,不但给流行区群众造成了重大经济损失和健康危害,而且也增加了血吸虫病传播风险与防控难度。

第一节 风险识别

洪涝灾害通过改变气温、地面水位、土壤湿度、植被密度等自然条件,改变人群的生产、生活和行为,改变钉螺分布等多种方式,影响血吸虫病的传染源、传播途径和易感人群,从而影响血吸虫病的传播趋势。其中,最主要是通过影响人群行为和钉螺分布增加血吸虫病流行的风险。

一、增加暴露于疫水机会

研究证明,长期、短期、偶尔接触疫水的三种人群的血吸虫病发病率不同。在溃垸后,受灾村民大部分长期居住在堤上建的简易房,日常生活用水都是外湖水,或到外湖游泳,造成村民暴露于疫水的人数、接触面积、接触时间增加。长江流域特大洪涝灾害常造成圩堤破溃,部队官兵参与护堤抢险,受灾地区群众进行生产自救、捕鱼捉虾和洗衣洗菜等行为,大大增加了人群接触疫水的机会。1991年长江流域特大洪水,使湖北省14个血吸虫病流行县被淹,200多处围垸溃破,导致900多万人接触疫水;湖南省21个流行县受灾,溃垸15个,接触疫水的有73.58万人。1998年洪灾期间,全国沿长江圩垸绝大部浸堤、破溃或扒口行洪,接触疫水人口高达800多万人,鄱阳湖区参加抗洪抢险的军民多达150多万人。湖北省沿江7个县(市)因抗洪救灾接触疫水而发生的感染病例分别占急感总病例的45.62%和49.47%。安徽省1998年接触疫水的人数相比 1997 年、1999 年分别增加 2.32 倍和 1.27 倍。洪涝灾害年份灾区居民成年人感染方式主要为抗洪、日常生活、生产和游泳，未成年人灾年感染方式主要为游泳、嬉水和日常生活接触。此外，退水后大量人群进行抢种而暴露于疫水，也一定程度上造成了血吸虫病的流行。

二、促进钉螺扩散

洪涝灾害会造成钉螺面积扩散。一次洪水可能会影响到今后 3—5 年的钉螺分布。洪涝灾害年份年平均钉螺回升面积及新增加钉螺面积分别是正常年份的 2.56 倍、2.16 倍。1991 年，安徽省洪涝灾害后造成钉螺面积扩散，钉螺面积较灾前增加了 13.25%，其中以山丘型地区增加的幅度最大（55.44%）。洪水使钉螺扩散，导致当年秋季和次年 5、6 月感染性螺的密度增高，继而在水灾当年和次年春夏季出现血吸虫病发病率高峰，甚至可灾后连续两年相继出现高峰。同时，洪涝区血吸虫病流行情况还受洪水前钉螺分布的影响。洲滩型地区洪水前后的阳性螺密度、钉螺感染率变化不大，加之洪水期和洪水后干预力度较强，居民感染率下降。江滩型地区洪水前无阳性螺，洪水后多处查到阳性螺，易感地带面积增大，致居民感染率上升。1998 年特大洪灾后，江苏省江滩钉螺面积净增 1936 公顷，感染性钉螺面积增加了 599 公顷。另外，洪涝导致的江岸圩堤溃破，也是导致钉螺扩散重要因素之一。湖南省调查的 8 个溃垸中，有 6 个垸内淹水后，钉螺总面积较灾前增加 10.8 倍。一些研究还发现，洪涝灾害发生后引起的钉螺扩散存在滞后性和长效性影响。鄱阳湖区洲滩钉螺的繁殖在洪涝灾年发生当年多处于抑制状态，但灾后 1 年开始复苏增长。江苏省 1998 年发生特大洪水后至 2003 年间，全省钉螺面积年均增长 11.80%，感染性钉螺面积年均增长 29.25%，但江滩环境中的钉螺密度和有螺框出现率等指标在灾后 2 年内有所下降，从第 3 年开始快速上升。江苏省南京市因 1998 年特大洪水造成钉螺扩散，于次年春季查出有螺面积 4 938 公顷，查出感染性钉螺面积 1129 公顷，比 1998 年分别上升了 46.7% 和 84.4%。

三、血吸虫尾蚴逸出的机会增加

洪涝灾害期间，大量钉螺孳生地被淹没，洪涝灾害将大大增加钉螺体内尾蚴逸出的机会，另外，尾蚴的逸出还与温度密切相关，水温在 20~25℃ 为良好逸出条件，而洪涝灾害好发于 5—10 月，此时不仅水位高，水温也高，血吸虫在钉螺体内的发育速度快，十分有利于血吸虫尾蚴的成熟和逸出。有报告显示，长江洪水期水体尾蚴分布多，哨鼠检测血吸虫感染率高达 48.6%，且尾蚴的漂移扩散范围可覆盖距感染性钉螺环境 2 公里的区域。

四、粪便污染水体的机会增大

洪涝灾害期间，居民的厕所和牲畜圈舍被洪水淹没与毁坏，人畜粪便被洪水带到有钉螺孳生地区，粪便中的血吸虫虫卵在水体中孵化出毛蚴后将侵入钉螺体内，然后在钉螺体内发育成尾蚴，最终导致能逸出尾蚴的钉螺数大大增加，人群感染尾蚴的概率也将大大增高。

第二节 风险评估基本流程

洪涝灾害发生时，血防部门应该收集灾害波及的有螺地带范围，重点关注堤坝溃决后垸外疫水倒灌入垸内的区域。收集这些区域人群主动和被动接触疫水情况、大型哺乳动物活动情况等信息，水退后，根据受灾区域大小，受灾区域严重程度等分层抽样（疫区村）进行调查，风险评估流程如下：

一、风险监测指标

$$活螺平均密度 = \frac{捕获活螺数}{调查总框数}$$

$$钉螺死亡率 = \frac{死螺数}{捕获总螺数} \times 100\%$$

$$钉螺感染率 = \frac{感染性钉螺数}{解剖钉螺数} \times 100\%$$

$$野粪密度 = \frac{各类野粪数量}{环境面积（万平方米）}$$

$$野粪阳性率 = \frac{阳性野粪数量}{采集野粪总数} \times 100\%$$

$$哨鼠阳性率 = \frac{阳性哨鼠数}{解剖哨鼠总数} \times 100\%$$

二、风险监测内容和方法

（一）GPS信息化螺情监测

采用环境抽样结合系统抽样调查法，对监测区域钉螺密度较高且人、畜活动频繁的环境进行查螺，调查框数不少于100框。捡获框内全部钉螺，捡获的钉螺以环境为单位，采用爬行法鉴别死活，以压碎镜检法观察钉螺感染情况。有条件的疾控（血防）机构，可同时应用环介导等温扩增技术（LAMP）检测钉螺体内血吸虫核酸。

在查螺过程中，利用手持GPS机器或者手机APP定位导航软件，将抽样框、查螺路径、有螺框、阳性有螺框等信息在Google Earth上进行展现。对比洪涝灾害波及的范围，进行查漏补缺。

（二）野粪监测

螺情监测的同时，随机采集钉螺监测环境中牛、羊等野粪共10份（不足10份时全部采集），以环境为单位，装入塑料袋中，进行编号，记录野粪种类。采用粪便毛蚴孵化法进行检测，并加做沉渣镜检。

（三）哨鼠监测

在螺点所属重点水系，从上至下设置若干哨鼠监测点，每个监测点在汛期水刚漫滩时投放昆明小白鼠 20 只，分成 2 笼放入水中，每笼间隔 10~20 米，要求小鼠腹部、四肢以及尾部接触水体。在投放点沿岸拖拽，拖拽范围为投放点上游 500 米和下游 500 米，拖拽的时速不得超过 3 千米/时。每次测定持续 2 天，每天于 10：00—14：00 连续测定 4 小时，共 8 小时。放置哨鼠时，记录气温、水温及水的流速。现场测定后，观察小鼠回收情况及死亡情况，将存活的小鼠带回动物房饲养，35 天后进行解剖观察。

（四）野鼠传染源调查

采用中型钢板夹（12 厘米×6.5 厘米），以生花生米或油条为诱饵，晚放晨收。把鼠夹布放在鼠类活动较密集地带，布夹范围不超过螺点环境 100 米范围。每个鼠夹做好编号，以便查找。收夹时，注意记录无效夹数量。将捕捉的野鼠带回实验室解剖，观察鼠肝脏，若有血吸虫病虫卵结节的即为阳性鼠。

（五）现场环境及人畜活动情况调查

调查有螺环境人畜活动类型、频次等。

三、风险分级及快速处置

血吸虫病传播风险分级应当根据当地血吸虫病疫情特点和大小进行划分，以武汉市为例，由于武汉市自 2009 年以来已多年未发现阳性钉螺、急感病人，因此将风险因素分为三级，分级开展现场快速处置工作。

（一）Ⅰ级风险

查出感染性钉螺或阳性野粪的环境或滩面有大型哺乳动物放养超过 10 头/天的环境。在 24 小时内，对Ⅰ级风险环境开展灭螺工作，对环境周围相关村民组的常住居民开展预防性服药。在 48 小时内，对与Ⅰ级风险环境毗邻的有螺环境开展灭螺工作。在 72 小时内，对环境周围毗邻村全部家畜进行普查普治。同时，加强质量控制和效果考核；经过快速处置后，效果考核达到Ⅲ级水平。

（二）Ⅱ级风险

这是指无感染性钉螺、无野粪阳性、无哨鼠阳性的有螺环境，应满足以下任意一条：

（1）查出活螺平均密度大于 0.1 只/0.11 平方米或最大单框钉螺密度≥80 只/框。

（2）灭螺后钉螺死亡率≤80%。

（3）滩面有大型工地建设、重要活动，人群常到或聚集于此地，有大型哺乳动物放养。

对Ⅱ级风险环境，应在 48 小时内开展灭螺工作，在一周内开展以控制传染源为主的综合措施，并加强质量控制和效果考核。经过快速处置后，效果考核达到Ⅲ级水平。

（三）Ⅲ级风险

这是指查出活螺平均密度≤0.1 只/0.11 平方米，且无感染性钉螺、无阳性野粪、无哨鼠阳性的有螺环境。Ⅲ级风险环境应进一步加强监测工作，巩固防治成果。

四、风险评估数据数字化处理

螺点或疫区村处于该所属有螺水系上游或下游，其地理位置或者 GPS 信息对整个有螺水系血吸虫病传播风险的影响是不同的。因此，对螺点或疫区村进行风险评估并得到相应的风险等级后，应该将该风险等级定义不同的颜色在 Google Earth 上标记出来，同理，Google Earth 上还可以展示其他相关危险因素，如洪涝灾害波及的范围、堤坝溃决的地点、历史有螺地带、现有螺地带等。将血吸虫病传播风险评估数据进行数字化处理，步骤如下：

（1）将风险评估对象（疫区村或现有螺点）按风险分级在 Google Earth 上标记不同颜色，如Ⅰ级风险标记为红色，Ⅱ级风险标记为黄色，Ⅲ级风险标记为绿色。

（2）用不同形状符号（方形）标记哨鼠监测点，有阳性的点标记为红色。

（3）用不同形状符号（三角形）标记野鼠监测点，有阳性的点标记为红色。

（4）将 GPS 查出现有螺范围在地图上标记。

五、划分血防重点区域

由于洪涝灾害往往波及范围大，涉及的螺点部分或全部被淹，且相连成片，所以风险评估和防控的目的不能仅仅局限在对一个村、一个螺点进行，而需要对一片相关区域进行重点治理。在风险评估数据数字化处理基础上，在 Google Earth 上以Ⅰ级或Ⅱ级风险村为中心，周边 10 公里左右范围划分血防重点区域，其意义如下：

（一）复杂问题简单化，制定区域防治专项方案

洪涝灾害之后，血吸虫病各类风险因素复杂多变，一些因素，如大型哺乳动物放养，人群在水退后上滩抢种庄稼等，具有流动性的特点。因此，在 Google Earth 上划分血防重点区域后，可以使复杂问题简单化，可以针对一片或几片区域，根据其主要危险因素，制定专属防治方案，有利于血吸虫病防治。

（二）跨区域联防联控

大多数行政区域都以水系为界，而血吸虫病与水息息相关。在制定区域防治方案时，牵涉的区或街可能超过 2 个以上，因此，方案在制定之初，就带有联防联控性质，如联防联控同步，即同步查灭螺，查治病，耕牛管控同步，信息共享等。

（三）点与面结合防控

划分血防重点区域后，既有"点"的措施，又有"面"的方案，因此，在防治面上更加立体，更具有可操作性。

第三节 风险控制

一、洪涝灾害期间风险控制

（一）强化易感地带的水体灭蚴

对防汛抢险区域、渔船民（鸭民）集散地、居民生产生活地带等易感环境水体，采取 50%氯硝柳胺乙醇胺盐可湿性粉吊包缓释法或 1%杀螺胺展膜油剂进行灭蚴。

（二）落实血防健康教育工作

1. 设防护监督岗

在人群活动频繁的码头、渡口等易感地带设立防护监督岗，每岗至少设 1 名监督员，负责劝阻人群接触疫水。

2. 设置警示标志

在有螺地带设置血防警示标志，对原设有警示标志因水毁的，要重新设置；字迹模糊的，要重新刷新。

3. 发放血防宣传品

开展血防知识进村组、进农户、进学校、进防汛哨点、进防汛军营、进灾区临时安置点"六进"活动，传播血防健康教育知识。

4. 媒体宣传血防知识

血防专业机构提供素材，新闻宣传部门通过电视、广播等多种形式开展血吸虫病防治知识公益性宣传。

（三）重点人群的个人防护

1. 涂擦防护剂

对因防汛、抗洪、生产自救等必须接触疫水的人员（含部队官兵），在下水前，采取涂擦防护剂、使用防护用品等防护措施，预防感染血吸虫。

2. 登记疫水接触人员基本信息

详细登记疫水接触人员下水时间（含多次下水）、手机号、性别、年龄、单位、常住地址和下水地点等基本信息，为后期预防性服药、跟踪查治与回访提供依据。

3. 实施预防性服药

采取血吸虫病早期治疗的方法，对防汛抗洪人员、生产自救人员、外来务工人员以及渔民、船民和鸭民等高危人群进行预防性服药。其用法为：首次接触疫水后 1 月，成人按 40 毫克/千克的 1 次顿服吡喹酮（体重以 60 千克为限，儿童按 50 毫克/千克计算），餐间服用。若持续接触疫水，则每月顿服吡喹酮 1 次，脱离接触疫水后 1 个月再加服 1 次。

（四）安全用水、家畜及其粪便管理

1. 安全用水

保障防汛抗洪人员、灾民安置点人员等重点人群饮水、生活用水的安全，确保汛期间防汛抗洪人员、灾民安置点人员不直接饮用有螺环境的水。

2. 家畜管理

以村为单位，详细掌握疫区村牛、羊放牧情况和流入流出情况；在有螺洲滩设禁牧标志，聘用禁牧员，阻止家畜到有螺地带放牧。

3. 粪便管理

对有螺江滩、湖滩和河滩适时开展巡查，详细记录巡查时发现的野粪分布情况，开展野粪收集与监测，督促当地做好有螺地带人畜粪便的无害化处理工作。

二、洪涝灾害之后风险控制

（一）开展重点人群跟踪查治

对登记造册的渔船民、外来务工人员、防汛救灾、抗洪抢险人员等人群，在接触疫水后1个月内进行血吸虫病检测。对查出血清学阳性的人员，要及时进行跟踪治疗。对村卫生室登记的发热病人，也要及时进行血吸虫病检测和治疗。

秋季开学后，疫区各中小学以班级为单位，调查登记学生暑期接触疫水情况，将调查结果及时报当地血防机构，开展有效处置。

（二）实施家畜扩大化疗

以行政村为单位，摸清牛、羊等家畜存栏数，了解家畜放牧以及输入和输出动态情况；并对有螺区域放牧的牛、羊等家畜在常规查病前进行一次普治，以减少家畜粪便对有螺环境的污染（化疗药物为兽用吡喹酮。黄牛：30毫克/千克体重、限重300千克，水牛：25毫克/千克体重、限重400千克体重，羊等20毫克/千克体重）。

（三）开展汛后GPS精准查灭螺

秋季和次年春季对洪水波及范围，以系统抽样结合环境抽查方法进行一次钉螺调查，掌握钉螺扩散情况。根据春季钉螺调查情况和水退后钉螺分布特点，采取吊包缓释、土埋药物、局部浸杀和喷洒等方法，实施精准药物灭螺；精准灭螺对象为：有螺滩地的坑洼、水凼、小塘，有螺环境的水闸、涵洞的进出水口处，干、支、斗、农、毛渠的之间相互连通处，有螺环境的树根部、电杆底部、桥墩、渡口、码头附近的有螺环境、野粪污染的有螺环境。同时，结合农业、水利、国土、交通、林业等血防综合治理项目，采用环境改造的方法改造钉螺孳生地。

（四）做好常规查治病工作

按照《血吸虫病预防控制工作规范》要求，以行政村为单位，在9月、11月，同步开展人畜血吸虫病查治病工作；人群查治重点对象为防汛人员、生产自救人员、渔民、船民和鸭民等接触疫水频繁的高危人群。采取包保责任制，对查出的临床诊断病人进行规范治疗；对查出的病牛、病羊及时宰杀。

（五）开展发热病人排查

按照"42111"标准做好村级血防室建设工作，即：4块牌子（村医血防工作职责、血吸虫病疫区发热病人首诊负责制、血吸虫病疫区发热病人首诊流程图、群体性接触有螺环境水体登记报告制度），2个本子（血吸虫病疫区重点人群登记本、血吸虫病疫区发热病人登记本），1处宣传栏，1张钉螺分布示意图，1本村级医务室工作手册。切实落实发热病人首诊制，做好发热病人登记，及时进行血吸虫病检测和治疗。对有疫水接触史的人员，及时进行跟踪预防性服药。

（六）开展网络疫情监测预警

按照《中华人民共和国传染病防治法》《传染病信息报告管理规范（2015年版）》（国卫办疾控发〔2015〕53号）和《关于继续实行重点地区急性血吸虫病疫情周报告、零报告制度的通知》（卫办疾控发〔2005〕127号）的规定，各级医疗机构通过网络直报方式报告血吸虫病疫情，实行急感周报告、零报告制度。不得隐瞒、缓报和谎报疫情。县级及以上各级血防机构要加强疫情主动搜索工作，确定专人负责疫情信息报告管理，每日早晚至少 2 次浏览"疫情监测信息报告管理系统"和"突发公共卫生事件报告管理系统"，对上报的病例及时开展调查、核实和处置。

第四节　城市洪涝灾害后血吸虫病传播风险评估实例

随着血防力度的加大，武汉市自 2007 年以来未发生急感病人，自 2012 年以来未发现感染性钉螺和家畜；人群、耕牛感染率分别由 2007 年的 2.49%、2.32% 双双降到 2017 年的 0，目前处于血吸虫病低流行水平。然而，受自然天灾，尤其是 2016 年洪涝灾害影响，武汉市 99% 的现有和历史螺点，计 97000 万平方米钉螺面积被洪水淹没。水退后，经过血防部门初步调查，部分螺点钉螺有扩散和复燃趋势。因此，有必要对水退后血吸虫病传播的潜在风险进行全面评估。2017 年 4—10 月，武汉市 8 个疫区血防机构对 90 个抽样村进行血吸虫病传播风险因素调查，平均每月覆盖 13 个村，市级血防机构每月抽取 4~6 个村同步进行工作，以确保质量。

一、内容与方法

（一）抽样村选择和水域划片

对全部疫区村（$n = 576$ 个）采用容量比例概率法（PPS 法）抽样，抽样样本数 $N = 90$。以各村"历史累计新发病人数"作为"容量指标"，将 576 个疫区村按此指标大小从低到高进行排序，计算累加病人数 An（$n = 1 \sim 576$），计算组距 $A576/N = 249389/90 \approx 2771$，从 1~2771 中取随机数字 7 作为抽样值 $B1$，用 $B1 +$ 组距 × $(N-1)$，可确定第 N 个被抽样单位（N 为 2~90），如 $B563 = 216145$，介于 $A562$ 和 $A563$ 之间，故编号 563 的沙口村被选中作为第 80 个抽样村，如此共抽取 90 个抽样村。

表 11-1　　　　　　　　　武汉市血吸虫病传播风险抽样村选定表

编号（n）	流行村	历史累计新发病人数	累加病人数（An）	抽样值（BN）	抽样村（N）
1	淮山	1	1		
2	先锋	2	3		
3	营泉	2	5		
4	江南	3	8	7	1
……	……	……	……	……	……
562	永久社区	1517	215218		
563	沙口	1720	216938	216145	80
564	余家头社区	1798	218736		

编号（n）	流行村	历史累计新发病人数	累加病人数（An）	抽样值（BN）	抽样村（N）
……	……	……	……	……	……
575	南湖	3421	245868	243855	90
576	什渔湖	3521	249389		

（二）现场调查

1. GPS 定位下数字化查螺

2016 年春季查螺资料从血防年报中获取。2017 年春季在 2016 年调查螺点基础上，根据洪水淹没情况适当扩大范围进行查螺。查螺方法为系统抽样法。调查时，使用 GPS 手持机收集每个调查框经纬度数据，导入 Google Earth 后，将有螺框相连成片，绘制 GPS 定位下的有螺地带分布图。

2. 野粪监测

随机收集上述数字化查螺环境中牛、羊等野粪共 10 份（不足 10 份需全部采集），以环境为单位，装入塑料袋中，进行编号，记录野粪种类。采用粪便毛蚴孵化法进行检测，并加做沉渣镜检。

3. 哨鼠监测

在四大有螺水系设置 11 个哨鼠监测点，其中长江 3 个、府河 3 个、通顺河 2 个、金水河 3 个。每个监测点在汛期水刚漫滩时投放昆明小白鼠 20 只，分成 2 笼放入水中，每笼间隔 10~20 米，要求小鼠腹部、四肢以及尾部接触水体。在投放点沿岸拖拽，拖拽范围为投放点上游 500 米和下游 500 米，拖拽的时速不得超过 3 千米/小时。每次测定持续 2 天，每天于 10：00—14：00 连续测定 4 小时，共 8 小时。放置哨鼠时，记录气温、水温及水的流速。现场测定后，观察小鼠回收情况及死亡情况，将存活的小鼠带回动物房饲养，35 天后进行解剖观察。

4. 野鼠传染源调查

在无牛耕地区，选择平安铺、窑头和丹南 3 个抽样村作为野鼠传染源调查点。采用中型钢板夹（12 厘米×6.5 厘米），以生花生米或油条为诱饵，晚放晨收。把鼠夹布放在鼠类活动较密集地带，布夹范围不超过螺点环境 100 米范围。每个鼠夹做好编号，以便查找。收夹时，注意记录无效夹数量。将捕捉的野鼠带回实验室解剖观察鼠肝脏，有血吸虫病虫卵结节的即为阳性鼠。

5. 现场环境及人畜活动情况调查

调查有螺环境人畜活动类型、频次等。

（三）风险等级判定

等级判定标准见前文"风险评估基本步骤"。

（四）划分血防重点区域

Ⅰ级风险村以及滩面有大型工地建设，重要活动或大型哺乳动物放养（牛、羊、马等不少于 10 头/天）的 Ⅱ、Ⅲ 级风险村列为血吸虫病传播潜在风险村。在 Google Earth 上，根据该村所处四大有螺水系地理位置，将联系紧密的风险村划为血防重点区域；对孤立的风险村，根据活动区域适当扩大范围，划分为血防重点区域。

（五）统计分析

洪灾前后查出有螺点出现率、有螺框出现率、钉螺存活率比较采用卡方检验，活螺密度比较采用两组独立样本 t 检验；依据 Google Earth 为基础的 GPS 定位有螺地带分布图、抽样村位置和有螺水系走向等，进行地理空间分析，划分血防重点区域。

二、洪涝灾害前后螺情对比

90 个抽样村共调查 170 个螺点，调查面积 9151.08 万平方米，占所有被洪水淹没螺点和面积的 10.85%、9.43%。洪灾前后查出有螺点出现率差异无统计学意义（$X^2 = 0.021$，$P = 0.883$），有螺框出现率差异无统计学意义（$X^2 = 0.236$，$P = 0.627$），钉螺存活率差异有统计学意义（$X^2 = 102.517$，$P = 0.000$），活螺密度差异有统计学意义（$t = 4.724$，$P = 0.000$）。洪灾后钉螺存活率和活螺密度均出现下降。

本次调查发现洪涝灾害后查出有螺点数、有螺框出现率等没有变化，但钉螺存活率、活螺密度反而降低。洪涝灾害对螺源地的影响有"先抑后扬"现象，即洪灾来临后，由于淹没时间较长，泥沙掩埋造成螺口减少，持续 1~2 年，2 年以后，钉螺经过一个阶段的生长繁殖，螺口数即可得到恢复和增加。这提示，武汉市在今后几年要继续加大水淹地区的螺情监测，尤其要对历史有螺地带进行全面钉螺调查。

三、以村为单位进行风险评估

90 个抽样村所有螺点活螺平均密度均小于 1 只/框，共捕获钉螺 9811 只，全部解剖，未发现感染性钉螺；共收集野粪 289 份，其中牛粪 78 份、羊粪 50 份、犬粪 161 份，经毛蚴孵化法结合沉渣镜检结果显示均为阴性；11 个哨鼠监测点共投放哨鼠 221 只，饲养后存活 219 只，存活率 99.10%，全部解剖，未发现阳性哨鼠；3 个野鼠捕获点共投放有效捕鼠夹 1720 只，共捕获黑线姬鼠 66 只，捕获率 3.84%，经实验室解剖观察，均未发现血吸虫病虫卵结节。90 个抽样村根据风险等级判定标准均为 Ⅲ 级风险。天兴洲北岸复兴村江滩、新洲双柳街张周垸外江滩、蔡甸港州以及汉南窑头垸外江滩有螺地带大型家畜放牧现象频繁，东西湖大桥外河滩有大量旅游休闲和捕鱼捞虾人员，江岸区平安铺属于武汉"长江新城"建设区域，施工人员活动频繁，存在有螺土外运现象。

本次研究对抽样村所属螺点进行扩大查螺和收集野粪，未发现阳性，这说明即使有洪涝灾害这一导致血吸虫病流行扩散的因素存在，但流行的源头，即血吸虫病传染源由于得到了有效控制，而大大减少，因此，洪灾后，血吸虫病传播风险仍然处于较低水平。本研究对武汉市四大有螺水系，使用具有高度敏感性的哨鼠法监测，亦未发现阳性，说明四大有螺水系水体血吸虫感染风险不高。

表 11-2　90 个抽样村洪涝灾害前后螺情对比

年度	调查有螺点数	查出有螺点数	查出有螺点出现率（%）	调查面积（万平方米）	查出有螺面积（万平方米）	调查框数（框）	有螺框数（框）	有螺框出现率（%）	捕螺总数（只）	活螺数（只）	钉螺存活率（%）	活螺密度（只/框）	阳性螺数（只）
2016 年	154	142	92.21	5470.80	3763.53	199173	3292	1.65	10130	9284	91.65	0.0466	0
2017 年	170	156	91.76	9151.08	8843.23	233292	3812	1.63	9811	8560	87.25	0.0367	0

表 11-3 部分抽样村血吸虫病现场风险监测结果统计表

抽样村	钉螺监测					野粪监测			哨鼠监测			野鼠监测			人畜活动		风险结论
	调查框数（框）	活螺数（只）	活螺密度（只/框）	阳性螺数（只）	钉螺感染率（%）	采集数量（只）	阳性粪数（份）	野粪感染率（%）	解剖只数（只）	阳性只数（只）	哨鼠阳性率（%）	捕获野鼠数（只）	阳性只数（只）	野鼠感染率（%）	类型	频次（人、头/天）	
复兴	700	148	0.211	0	0	0	0	0	\	\	\	\	\	\	放马	15	Ⅰ级
平安铺	400	18	0.045	0	0	0	0	0	20	0	0	4	0	0	城建	169	Ⅱ级
张周	1367	108	0.079	0	0	9	0	0	22	0	0	\	\	\	放牛	1649	Ⅰ级
港州	4450	19	0.004	0	0	15	0	0	\	\	\	\	\	\	放羊	56	Ⅰ级
窑头	357	35	0.098	0	0	0	0	0	17	0	0	24	0	0	放羊	118	Ⅰ级
大桥	600	10	0.017	0	0	0	0	0	20	0	0	\	\	\	休闲	145	Ⅱ级
黄花劳	2500	0	0.000	0	0	15	0	0	20	0	0	\	\	\	无	\	Ⅲ级
双桥	4320	109	0.025	0	0	7	0	0	20	0	0	\	\	\	无	\	Ⅲ级
军山	476	0	0.000	0	0	0	0	0	20	0	0	\	\	\	无	\	Ⅲ级
五姓口	368	25	0.068	0	0	0	0	0	20	0	0	\	\	\	无	\	Ⅲ级
红灯	749	10	0.013	0	0	0	0	0	20	0	0	\	\	\	无	\	Ⅲ级
中湾	360	16	0.044	0	0	0	0	0	20	0	0	\	\	\	无	\	Ⅲ级
花园	838	15	0.017	0	0	0	0	0	20	0	0	\	\	\	无	\	Ⅲ级
丹南	350	19	0.054	0	0	0	0	0	\	\	\	38	0	0	无	\	Ⅲ级

以往研究认为，血吸虫病流行区，尤其是无牛耕地区，野鼠可能是重要的血吸虫病保虫宿主。本研究选择 3 个无牛耕村垸外江滩螺点捕捉野鼠传染源，野鼠捕获率为3.84%，捕获的野鼠解剖后均未找到血吸虫病虫卵结节，说明本地尚无野鼠血吸虫病保虫宿主。

本次调查发现 6 个血吸虫病传播潜在风险村，其共同特点是：①虽然有螺水系大多分布在远城区，但城区居民周末来休闲、钓鱼的较多等，并形成几个较大聚集点。如东西湖大桥外河滩有大量旅游休闲和捕鱼捞虾人员，江岸区平安铺汉北河对面有大量休闲垂钓人员。②城市建设涉及人员流动和有螺土外运，如"长江新城"建设涉及长江外滩有螺地带，施工人员多为外地血吸虫病易感人群。③武汉作为特大城市，对肉牛、羊的需求量大，远城区农户饲养肉牛、羊的积极性较高，如新洲区垸外江滩饲养牛达1649 头，蔡甸港州以及汉南窑头饲养羊 174 头等。

四、划分血防重点区域

有螺地带主要分布在远城区的府河、金水河、通顺河和长江沿岸。将上表中 6 个人畜活动频繁的抽样村作为血吸虫病传播潜在风险村，将其中空间地理上存在较大关联，联系紧密的合并后，共划分为 5 块血防重点区域。

五、点面结合，区域联防

以上风险村依据 Google Earth 为基础的 GPS 定位有螺地带分布图，结合抽样村位置和有螺水系走向等，进行地理空间分析，共划分 5 块血防重点区域，对这些区域采取以下措施进行靶向精准防治：共反复药物灭螺累计 535.25 万平方米，涉及有螺地带施工的严禁有螺土外运；设立血防监督岗 13 个，警示牌 48 块；劝阻人员下水 1309 人次，下水人员登记 345 人次，并全部进行预防性服药；累计淘汰处理牛 1649 头、羊 174 头、马 15 匹，至 2017 年年底，未发生血防突发疫情，取得了预期防治效果。

第十二章　重点环境血吸虫病传播风险防控

第一节　湖北钉螺发源地的血吸虫病传播风险防控

一、背景

湖北钉螺发源地金口街青埠湾地处金水河下段，金水河滩一低洼处，位于北纬30.30807、东经114.11839，气候温暖、雨水充沛、水网密布，每年汛期金水河浸水倒灌形成一沼泽地，水退后芦苇丛生，为天然湿地，是我国境内最早报道发现湖北钉螺的地区。自1881年，自德国神父P. Fuchs报道湖北钉螺以后，该地区一直都有钉螺分布。从20世纪50年代开始，湖北开展防治血吸虫病工作。

二、防治历程

湖北钉螺发源地金口街青埠湾血吸虫病防治工作经历了三个历史阶段：

第一阶段以消灭钉螺为主，通过围湖造田、削坡抬田、围垦填埋，翻耕种植等群众性灭螺运动。这一阶段到1980年止，钉螺面积由1.33万平方米降至0。

第二阶段以实施世行贷款项目，落实全面人畜化疗为主的防治措施。受长江水位影响，到1988年，累计钉螺面积上升到3.33万平方米。通过人畜化疗，病情得到一定程度的控制。2011年全区通过省级验收，达到国家血吸虫病传播控制标准。

第三阶段的综合防治措施以控制传染源为主，实施洲滩禁牧、耕牛淘汰、以机代牛、联防联控、重点地段工程治理、高频率药物灭螺、血防健教等一系列防控举措。夯实血防工作基础，全面实施洲滩禁牧，推行以机代牛，耕牛全部被淘汰。自2007年以来，近13年未发现急性血吸虫病病例。加强血防健康教育，每年对该村干部、村医进行血防知识培训，人群血防知识知晓率和正确行为形成率达到90%以上。2016年，江夏血防采取GPS定位仪查螺新技术，建立了全区钉螺数据库，实现了查螺数据数字化；结合工作实际，对灭螺机进行重新改良，大大提高了灭螺效果。2017年，达到血吸虫病国家传播阻断标准。

三、防治成果

通过金口街凉亭村1968—2018年统计年鉴及各项工作年报和防治年报中螺口动态指标、人畜感染率等指标，以及2016年开展的风险监测，每年4—10月份进行野粪及螺情调查进行评估。1978年，发病率3.54%，历史累计病人101人。经过50年的防治，疫情得到有效控制，2017年达到国家血吸虫病传播阻断标准，连续多年未发现当地感染的血吸虫病人和病畜，未发现阳性钉螺。

（一）病情变化

1978年，最高人群感染率为3.54%，以后逐年下降，2013年以后无当地感染新发病例。1968年耕牛存栏数10头，无粪阳耕牛，2010年全部淘汰。

（二）螺情变化

1988年，钉螺指标最高，有螺框出现率为34.82%，活螺平均密度0.57只/0.11平方米，以后逐年下降。2018年、2019年未发现活体钉螺，未发现感染性钉螺。

（三）传播风险监测

野粪以人粪为主，其次为犬粪。野粪密度逐年下降，风险监测钉螺调查活螺平均密度小于1只/0.11平方米，2016—2018年均未查出感染性野粪，根据《湖北省血吸虫病风险监测方案》风险分级的规定，判断该地区传播险属于Ⅲ级风险，风险较低。

四、目前风险源及管控巩固成果的措施

虽然该地区血吸虫病疫情已进入历史最低水平，但要进一步巩固和扩大防治成果，还存在较多困难：

一是该地区钉螺分布属于江湖洲滩型，金水河水系上游通往咸宁赤壁，下游与长江相连，水位难以控制，残余钉螺分布环境复杂，现行技术难以完全灭光灭净。

二是由于长期反复化疗，群众对服药有所抗拒，依从性降低，一旦干预减弱，传染源可能会增多致疫情反复。

三是人群流动性增大，该地区人畜常到，在风险监测时常捡到野粪，给该环境造成传播风险隐患。

风险管控措施如下：

（1）争取政府领导，有螺环境优先开发，采取工程治理，彻底改变钉螺孳生环境。掌握螺情，开展靶向灭螺、灭蚴，降低钉螺密度。

（2）加强健康教育，发放宣传资料现场宣教，使该地区村民血防知识知晓率达到100%，提高村民防病意识，主动配合血防的查治病。

（3）加强流动人口的管理，对流动人口进行血吸虫病知识的集中宣教，提升文明程度，文明如厕，减轻传播风险隐患。

必须继续加大力度实施综合治理，严防耕牛复养，加大传播风险监测力度，建立敏感有效的监测预警体系，严防疫情反弹，围绕调整农业产业结构，结合改水、改厕、健康教育、家畜圈养、人群病情监测、易感地带和环境改造综合性措施，力争达到国家血吸虫病消除标准。

血吸虫病是一种严重危害人类健康的人畜共患寄生虫病。湖北钉螺发现地金口街凉亭村青埠湾血吸虫病流行历史悠久，经过50多年的防治，特别是2004年实施以控制传染源为主的综合防治措施，该地区人畜感染率均大幅度下降，螺情指标呈大幅度下降，

2017 年达到国家血吸虫传播阻断标准。结果表明，该地区实施以控制传染源为主的综合防治措施可行，效果显著。

在今后的工作中，必须继续加大力度实施综合治理，严防耕牛复养，加大传播风险监测力度，建立敏感有效的监测预警体系，严防疫情反弹，围绕调整农业产业结构，结合改水、改厕、健康教育、家畜圈养、人群病情监测、易感地带和环境改造综合性措施，力争达到国家血吸虫病消除标准。以控制传染源为主的综合防制策略适合湖北钉螺发源地金口街青埠湾血防工作实际，对当前血防工作有重要的参考价值。

第二节　杨园急感事件地点的血吸虫病传播风险防控

杨园街位于武汉市长江南岸中段，背东湖，面长江，总面积 602 平方公里。历史上无钉螺，无血吸虫病流行。街区水陆交通方便，经济文化居武汉市区中等水平。街区所辖长江江滩长 2 公里，除船厂和轮渡码头占据 0.2 公里江滩外，余为荒草滩，枯水期在江堤外的江滩宽达 0.15 公里，面积达 600 余亩，20 世纪 80 年代出现的野生芦苇及次生灌木群，形成适合钉螺孳生的地理环境。每年汛期洪水淹浸整个江滩，居民下堤即可入水，成为开放性天然泳场。

由于上游 20 公里处的江滩发现钉螺，从 1985 年开始区防疫站对本街区进行监测，于 1987 年春发现一处钉螺约 20 亩，当年冬季用煤渣填埋。1989 年春钉螺面积扩大到 200 余亩，密度 0.81 只/框，未发现阳性螺，只做药物喷洒处理；至 8 月份，急性血吸虫病暴发流行后，复查江滩钉螺，密度达 13.4 只/框，阳性率为 0.34%。实际上从 1987 年发现钉螺起，本街区已成为血吸虫病流行的隐形地理带。

一、杨园"急感"事件的基本情况

1989 年 9 月 2 日，国棉二厂职工医院报告，自 8 月中旬开始，接诊 300 多名高热患者。至 9 月 2 日，已收住院 22 人，观察 12 人。自 8 月 25—30 日，门诊处方 2840 张，开退热药 748 张，占 26.5%。最早出现的病例主要表现为持续高热、腹痛及黏液血便等症状。由于该区过去一直是非血吸虫病疫区，从工厂卫生院到市级医院均未考虑血吸虫病的诊断，曾使用多种抗生素治疗均无效。8 月下旬，类似病人多达 500 余人。

武汉市防疫站及区防疫站展开调查，包括地区各医院，9 月 4 日对发烧待查的 23 人进行大便孵化。5 日上午，23 份大便孵化结果全部阳性，确定发烧原因为"血吸虫病急性感染"暴发流行。当即成立街区血防指挥部，设置 10 个诊治点，采用粪便孵化结合 COPT、IHA、ELISA 等方法检查。在特大城市人口密集地区发生大批血吸虫急性感染，这在此前从未有过。9 月 13 日，时任卫生部部长陈敏章同志专程到汉与副省长韩南鹏一起亲临现场视察。9 月 18 日，"杨园事件"引起了江泽民总书记的高度关注，并亲笔批示："前几年血吸虫病基本消灭，毛主席有《送瘟神》诗歌颂，近几年来包括江南一带似有复发之势，望研究采取必要措施，有何情况盼随时见告。"

经过一个多月的紧张工作，共检出疫水接触者 19034 人次，查出阳性者 3045 人，其中急感病人 1604 人。经简单分析，工人所占比例最高，为 41.19%。棉纺厂来自血吸虫病疫区的职工和临时工 1000 多人中有 210 例患者。小学生和学龄前儿童分别为 23.93% 和 13.37%。最小年龄 3 个月，最大年龄为 69 岁。感染时间为 6 个月至 8 个月。主要感染方式是游泳、戏水，占 97.9%，仅有 0.09% 因职业接触而感染。

对确诊的病人，武昌区采用吡喹酮治疗（总量 120 毫克/（千克·6 天），儿童为 140 毫克/（千克·6 天）），中型与重型病人辅以激素及护肝和其他对症治疗，疫情逐步被控制。到 11 月 30 日止，共查治病人数占居民总数的 7.10%，其中有明显急性血吸虫病症状者占 52.24%，主要集中在此街区靠近长江沿岸的一些大型工厂企业和学校单位，病人具有夏季到江边游水史，尤以青少年发病率较高。

对此次急感暴发的原因进行分析，主要有两点：一是本街区历史上为非血吸虫病地区，群众对血吸虫基本无认识，在被调查的 258 户户主中，仅 42 人（16.28%）知道血吸虫病是接触疫水而感染的，其余 216 人不清楚血吸虫病的感染方式，其中 124 人完全没有听说过血吸虫病，故而下水游泳缺乏防范心理。该地群众长期习惯在夏季到江水中浸泡解暑，认为流动江水可消痱润皮。1989 年长江汛期持续时间较长，武汉酷夏，37℃ 以上气温持续 20 余天，在 7—8 月间街区内有 2 万余人到江水戏水游玩，由于接触疫水的人数多，人体接触疫水的面积大、时间长、次数多，这是造成急感成批发生的主要因素，也是直接原因；二是城区流动人口增加，来往于外地血吸虫病流行区的人群中，感染者未能及时发现和治疗，致使传染源大量输入，污染江滩。杨园地区江滩滩面较宽，地势低洼潮湿，树木成林，杂草丛生，是钉螺孳生繁殖的良好环境。1987 年首次发现少量钉螺后，1988 年未发现阳性钉螺，在游泳人群中也未发生病人。但 1989 年秋调查时，发现了阳性钉螺，阳性率为 0.34%，使该地区成为血吸虫的易感地区。传染源的输入，形成新的疫源地。这是急感暴发的间接原因。

二、应对措施

（一）组织领导

在疫情发生后，立即成立武昌区人民政府血吸虫病防治指挥部，接着杨园辖区各大单位相应成立血吸虫病防治领导小组，明确一名厂长（院长）亲自抓，此外，宣传、组织、后勤和防治病均有责任人，之后，武汉市人民政府血吸虫病防治指挥部成立。

两级血吸虫病防治指挥部充分发挥辖区大单位医疗技术和领导组织力量的优势，迅速从各区抽调血防人员 43 名，流行病、心血管疾病、儿科专家 6 名，铁道部、交通部、纺织局抽调临床医务人员 55 人，建立了 10 个医疗点（二棉、毛纺厂、铁四院、铁路医院、纺机、铁机、纺器、水运、武船一分厂、杨园儿童医院），与各医疗点上原单位医务人员共计 1261 名医务人员协同作战。将附近小单位和居民分片划归 10 个医疗点，因地制宜就近治疗，危急病人转到大医院抢治。

为加强 10 个医疗点技术力量，每个医疗点配备了一名血防检验技师，1 名血防医师，每两个医疗点配备 1 名联络员。另外，为补充技术力量，市卫生局从市、县迅速抽调了血防专业人员 24 名，加上区防疫站和各级常驻领导共 56 名，投入防治工作。同时，调运来大批药物、器械，以保证查治病工作的正常进行。

针对各基层医学人员对血吸虫病诊治比较陌生的情况，武昌区血防办对各医疗点上血防专业人员明确传、帮、带的任务，手把手教操作，开展病案讨论，从理论到临床。此外，组织五个系列专题讲座，请专家系统培训。共组织医务人员学习 72 次，学习人数 1639 人次。

（二）健康教育

武汉市和武昌区在杨园地区成立了两级血吸虫病防治指挥部，采取多种形式，针对群众心理广泛宣传"血吸虫病可防可治不可怕，不妨不治危害大"，"政府正在采取的防治措施、血吸虫病防治科学知识和《传染病防治法》"。

各单位运用专栏、黑板报、有线广播、简报、录像、闭路电视、开会宣讲、知识讲座开展健康教育。

在街政府统一组织下，沿江各单位分段包干，加强有钉螺江滩的封锁，竖宣传牌、贴布告、劝阻等多种形式宣传，制止群众防止继续感染。

据不完全统计，共召开干部会议 104 次，参加人数 1891 人次，召开群众会议 16 次，参加人数 5051 人次，印发宣传资料 24703 份，板报 46 期，有线广播 51 次，收看 92363 人次，闭路电视 7 次，收看 17500 人次。广大群众懂得了血吸虫病可防可治，树立了信心配合治疗，明白了其传播方式，增强了防病意识。

（三）查螺灭螺

严格按照查灭螺方法，操作要点，保证查灭螺的质量，开展查螺以及江滩喷洒式药物灭螺工作。

（四）整治江滩

武昌区血吸虫病疫情的暴发与夏季汛期上游的钉螺随洪水转移导致新的有螺环境的出现有关，因此，市政府抓住 1989 年冬枯水期的有利时机，发出了《关于发动群众整治江滩消灭钉螺的决定》和《关于整治江滩消灭钉螺工作中若干事项的通知》两个文件，市、区先后成立江滩灭螺指挥部。

按照市里的部署和要求，结合武昌区的实际，提出了"全线防治、突出重点，全民动员、再送瘟神"的口号，整治江滩的工程采取重点与一般相结合、机械与人力相结合、政府拨款与群众集资相结合的方法，分期分段实施，重点治理杨园地区的江滩。根据钉螺危害程度，拟采取重点与一般相结合、工程灭螺与药物灭螺相结合、滩地开发与防汛灭螺相结合的方法，因地制宜，分类治理。

按市政务规定，采取发动群众参加义务劳动的方法，人员按 1000~1500 人组织，填筑防浪台和低洼地带，消除行洪障碍，开辟公园，将江滩进行整治，达到消灭钉螺，巩固堤防，绿化城市，改善环境，为人民群众提供更多休息娱乐场所的目的。对于不参加义务劳动的单位，按分配的土方量筹集资金，以吹填的办法完成任务。

灭螺工程预算经费 100 万元，市里计划拨款 40 万元。为解决资金缺口，本着"人民城市人民建"的原则，动员全区人民、地区各单位按单位职工人均 3 元筹资；全区 14 条街道办事处、局、办机关干部积极带头每人按 5 元标准筹集；区商业、教育、卫生、工业、城委系统的职工以人均 3 元（机关干部人均 5 元）按战线筹集。全区共 300 多个单位响应号召，共筹集社会资金 37.5 万元，缓解了资金不足的困难。

对有螺环境进行整治，经过城市建设部门的精心设计，调集机械填埋，挖泥船吹沙，发动群众铲草伐树，经过一个冬天的努力，将江滩标高抬高到 26 米，通过改造钉螺孳生环境，大大改善了居民的生活环境，有效防止了钉螺扩散。在 1990 年的查螺工作中，可以看到有螺面积大为下降。

第十三章　新洲区血防健康教育新方式的探索与实践

第一节　目的与背景

健康教育是通过有计划、有组织、有系统的教育活动，促进人们自愿地采用有利于健康的行为，降低或消除危险因素，降低发病率，提高生活质量，并对血防健康教育效果做出评价。健康教育在血防工作中占有非常重要的地位，关系到人们"知、信、行"的改变。2018年新洲区率先在武汉市远城区达到血吸虫病消除标准，除充分利用传统的血防健康教育形式（如电视、广播、报纸宣传）外，还开展宣传周活动，发放血防宣传资料，召开会议座谈，上街头咨询和义诊，讲授血防知识课等。新洲区借鉴上海青浦血防纪念馆和江西余江的全国血防纪念馆的成功经验，结合新洲区自身的历史和现状，修建新洲区健康教育馆，通过实物、图片和影像等方式宣传血吸虫病防治知识，探索新的血防健康教育方式，以提高血防健康教育效果。

一、新时期的血防健康教育需要新的形式和新的方法

（一）历史流行及防治概况

新洲区（1998年由县改区）位于武汉市东北部，东邻黄冈市团风县，西接武汉市黄陂区，南与武汉市青山区、鄂州市隔江相望，北与黄冈市红安县、麻城市毗邻交错，地势由东北向西南倾斜，山岗与河流呈"川"字形排列，俗称"一江（长江）、两湖（武湖、涨渡湖）、三河（举水河、倒水、沙河）、四岗（楼寨岗、叶顾岗、长岭岗、仓阳岗）"，为武汉东部水陆门户，其特殊地理环境、丰富的物资资源、温和的气候条件为血吸虫唯一中间宿主——钉螺的生长、繁殖提供了天然温床。新洲区是血吸虫病流行区，1924年发现血吸虫病，美国《卫生学杂志》（英文版）第3期刊登斯特等人的《关于日本血吸虫病研究》一文指出："血吸虫病传染之区域，不仅在长江以南，在黄州、阳逻等长江之北处，亦有该病……"全区历史累计有螺面积132147亩，血吸虫病39762人，其中晚期血吸虫病人3201人，病牛3900头。血吸虫病主要流行于区境内涨渡湖、武湖两大湖泊，流行范围涉及7个街镇场（仓埠、阳逻、双柳含龙王咀农场、汪集、邾城、辛冲、涨渡湖）的79个村。

新洲区血吸虫病防治分下述四个阶段：

第一阶段为 20 世纪 50 年代至 70 年代末，在党中央、国务院的亲切关怀下，新洲历届县委、县政府十分重视血防工作，1953 年 9 月，成立了新洲县界埠血防组，这是新洲最早建立的血防专业机构。1955 年成立了县委血防领导小组。1955 年 12 月，正式组建了新洲县血防站，下设 9 个血防组，全县发动群众，以全民动员、工程灭螺等大运动形式改造钉螺孳生环境防治血吸虫病。1970 年，全县实现了基本无螺。1970 年 4 月 3—7 日，原湖北省革委会在新洲召开全省血防工作新洲现场会议，推广新洲县消灭血吸虫病经验。到 1979 年，全县历史有螺面积已基本灭光，治愈了 97% 以上的病人和病牛，经省委血防领导小组考核验收，达到了基本消灭血吸虫病的标准。

第二阶段为 1980—1985 年，这一阶段全面开展病情和螺情监测，通过坚持不懈的复查、复治病人、病牛，改造钉螺孳生环境，至 1985 年，全县 88142250 平方米历史有螺面积已全部灭光；县境内已连续 12 年未查到活钉螺，16 年未发生血吸虫病新感染者，5 年没有查到病牛。1985 年 8 月，经省委血防领导小组考核，新洲县达到了消灭血吸虫病标准。

第三阶段为 1986—2008 年，这一阶段经历了达标后沿江垸外江滩疫情回升、反弹，向垸内蔓延扩散，是全国 17 个疫情回升县市之一，威胁血防成果。全区血防工作以坚持外防输入、内防扩散和汛期防感染的"三防"战略，坚持"综合治理、科学防治"的方针，认真做好各项巩固监测工作，初步扭转了"八五"以来沿江地区血吸虫病疫情回升、反复、徘徊的被动局面。2008 年 11 月，新洲区通过了省卫生厅组织考核验收，重新达到传播阻断标准。

第四阶段为 2008 年至今，按照省委、省政府"血防三步走、十年送瘟神"的战略部署，全区血防工作紧紧围绕"巩固血防成果，严防疫情反弹"这个目标，继续坚持以传染源控制为主的综合防治策略，以外防输入、综合治理垸外有螺江滩为主要手段，以血防项目为支撑，进一步加强领导，强化责任，整合资源，加强血防健康教育，建成健康教育陈列室，疫区人群血防知识水平显著提高，新洲区没有出现新感染的血吸虫病人和病畜，晚血病人免费救治率达到 100%。2018 年，全区达到消除标准。

（二）开拓新形式健康教育的必要性

新洲区血吸虫病防治工作取得巨大成就，已达到消除标准，但在血吸虫病防治过程中疫情有反复，垸外江滩仍有少量钉螺，长江水位难以控制，人员流动较大，必须加强血防健康教育，宣传血防知识，巩固血防成果。

血防健康教育形式要多样化，紧跟时代，适应形势，充分利用新技术做好血防健康教育。

建设固定的血防健康教育基地，以很好的实物素材和影像，用现代科技，向群众和专业人员介绍血防的历史、血防工作的经验教训和重大事件等，进行血防知识的宣传教育。

第二节　健康教育馆规划设计理念与设计流程

一、规划设计理念

（一）安全可靠

对健康教育馆的规划设计应从功能布局、应急消防、智能监控、系统管理等多角度、全方位加以考虑，确保参观人员、历史实物、布展素材、标本、声光电等仪器和环境安全。

（二）先进前卫

与前沿技术接轨，前瞻性设计，充分考虑健康教育馆新技术拓展和更新换代需求，结合本单位实际，考虑实现操控的人性化、智能化和集成化。

（三）大气美观

健康教育馆应充分展示血防行业特点和健康教育的目的要求，做到大气美观，并注重色彩的搭配、空间的转换、环境的塑造，在有限的空间将血防防治历程重点节点，取得的成绩、经验和教训，以及科普教育等相融合，既满足血防健康教育的目的，同时兼顾新洲血防的历史陈列，符合档案达标的要求。

（四）环保与节能

以人为本，围绕健康教育馆装修材料环保、节能（电力、通风）等设计，通盘考虑，节约建造成本，利用原建筑布展，做到节能、节地、节水、节材，低碳环保。

二、设计流程

（一）规划设计

规划设计是健康教育馆设计的首要环节，借助 2018 年新洲区消除达标的契机，新建规模 80 余平方米健康教育陈列室，开展新的健康教育方式方法。

（二）系统设计

系统设计是健康教育馆设计中的重要环节，重点考虑：选址、平面布局、建筑布局、功能与空间标准、公害预防与处理、灵活性规划、绿色可持续性规划、信息化和智能化。

（三）深化设计

深化设计主要针对健康教育馆设计中的布局，为营造出合理、顺畅、引导性强的空间布局，要运用各种空间分割方式来进行平面布置，考虑各种产品或陈列器具的体积大小及摆放位置、通道的分布等。

第三节 布 展 过 程

一、墙面及展柜布展

健康教育馆位于新洲区血防所办公楼 3 楼，门前是单位的院训："科学防治 守护健康 团结诚信 无私奉献"。

健康教育馆展厅为长方形，墙面是伟人题词，门正对面是毛泽东的《送瘟神》诗二首，反映血吸虫病曾经肆虐的情况；右面墙上是党和国家领导人对血防工作的指示精神；左面墙上是邓小平同志的题词"防治地方病 为人民造福"，以及本单位历史沿革和大事记。沿墙周边设置了展台和展板，展厅中间设置了展台，展板上展示是新洲区血防历程的四个阶段和血防工作珍贵的历史照片，展台上是血防工作的一些展品、血吸虫相关标本，以及血吸虫病防治历史过程中的重大事项、开展防治的方式方法，以期参观人员（特别是中小学生）从不知到了解，从了解到知晓，从知晓到参与，从而达到健康教育以及血防防治的目的。

二、多媒体影像布展

健康教育馆正对面放置一台互动查询一体机，存有大量的血防健康教育影像资料，如影像、图文、动画、公益广告等，可查询相关血防历史资料和血吸虫病防治知识。陈列室正中设计了一款模拟查螺场景软件，通过全息互动游戏，应用数字互动多媒体等，以实景展现，形成运动中的物体或形象，打破展馆内拘谨呆板的静态格局，增强展馆的活力与情致，让参观人员（特别是中小学生）在小游戏中认识钉螺，知晓其生存的环境，寓教于乐，从而达到健康教育的目的，强化健康教育效果。正对面安装一台多媒体电视，循环播放国家、省、市、区及新洲区血防所相关血防影像资料，两边为新洲区的血吸虫疫情和钉螺示意图，让参观人员对相关历史和现状有一个对比，增强对巩固新洲区血防防治成果的信心。